ヨーガ・セラピー

Yogic Therapy

スワミ・クヴァラヤーナンダ
Swami Kuvalayananda

S.L.ヴィネーカル
Dr. S. L. Vinekar

平野久仁子 訳
Kuniko Hirano

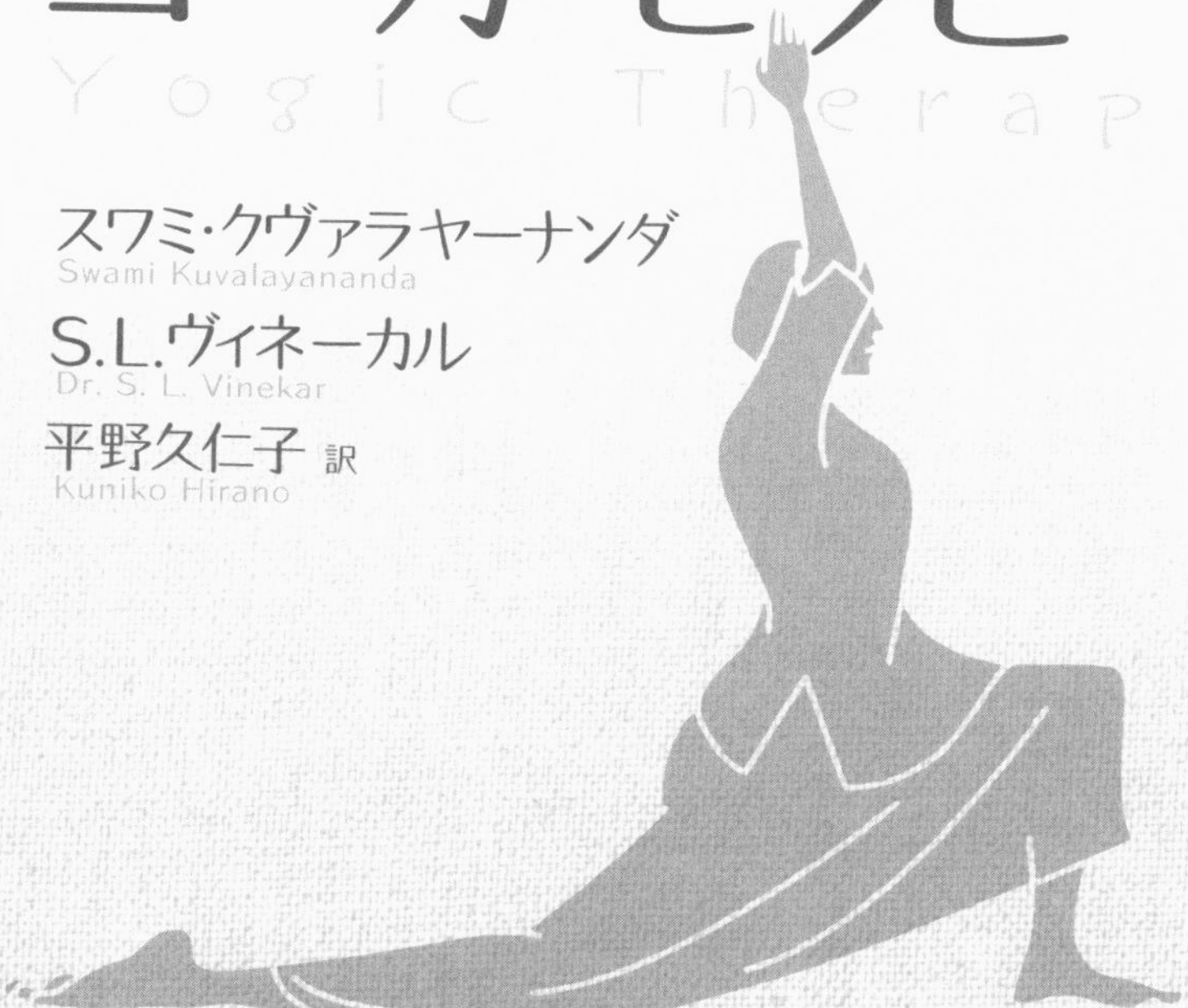

春秋社

インド政府からのメッセージ

クヴァラヤーナンダ師とヴィネーカル博士による"*Yogic Therapy: Its Basic Principles and Methods*"が日本語に訳されると知って嬉しく思うとともに、訳者の山田久仁子さんのご努力に対して敬意を表したいと思います。

「ヨーガ」とは古代インドで発達した、心身をリラックスさせ調和をもたらすための体系です。現代文明のあらゆる側面にかつてないほど蔓延している緊張のために、近年ヨーガの人気はますます高まっています。このことは、より高度な次元の物質的達成を追求するがゆえに、激しい精神的・肉体的ストレスが人々を襲っている先進国ではいっそう顕著です。なぜならヨーガは、心身をリラックスさせる方法、思考に意識を集中する方法、プレッシャーのあるときでも平静でいられるための方法を教えてくれるものだからです。

本書が幅広く読まれ、日本にヨーガが広まる礎となるよう祈念してやみません。

インド政府厚生大臣　C・シルヴェーラ博士

Dr. C. SILVERA

स्वास्थ्य एवं परिवार कल्याण राज्य मंत्री
भारत
नई दिल्ली-110011
MINISTER OF STATE
FOR HEALTH AND FAMILY WELFARE
INDIA
NEW DELHI-110011

Date: July 31, 1995

MESSAGE

I am happy to know that the Japanese translation of the Book "Yogic Therapy: Its Basic Principles and Methods" by Swami Kuvalayananda and Dr. S.L. Vinekar is being published. I take this opportunity to compliment Ms. Kuniko Yamada, for translating the English version into Japanese.

"Yoga" is an ancient Indian system of relaxing one's body and mind and achieve harmony. Its popularity has increased in recent times on account of unprecedented tension that pervades modern civilization in all walks of life. This is all the more so in advanced societies in which people seeking higher and higher levels of material achievements undergo severe mental and physical stress. Yoga teaches one how to relax one's body and mind, how to concentrate one's thoughts and how to remain calm in times of pressure.

I wish the publication of this book every success and trust it will pave the way for the popularization of Yoga in Japan.

31/7/95
(DR.C.SILVERA)

刊行によせて

ヨーガについての関心が洋の東西を通じて昂まっているために、ヨーガに関する書も数多く公刊されている。しかし基本的原理を適切に説いた書は案外少ない。

その中でクヴァラヤーナンダ師とヴィネーカル博士との共著になる『ヨーガ・セラピー』は、格好の教科書である。ヨーガの原理と方法の要点が感銘深く説かれ、しかもインド政府の承認したものであるから、信頼度も高いと考えられる。

クヴァラヤーナンダ師は、インドの伝統的な学問を充分に究めた人であるが、それと同時に近代科学の計器による測定も行なっている。ややもすれば非合理的な言辞を弄するヨーガ行者とは異なって、近代の自然科学的測定を適用することを厭わない。だからこそ、クヴァラヤーナンダ師が設立したヨーガ研究所〝カイヴァルヤダーマ〟は、世界諸国のヨーガ研究者たちのいわばメッカとなっているのである。

また、英文で刊行するのに協力したヴィネーカル博士は、神経生理学の研究のために米国に留学した経験もあり、一般のヨーガ賛美者とは異なった視点をもっている。

このような二人の学者が世評を度外視して確信をもって述べているのであるから、本書がインド本国で歓迎され、ひろく教科書として採用されるに至ったのは当然のことであろう。

訳者の山田久仁子さんは、近代的な学問を修めた薬剤師であるとともに、若いときからヨーガの実修に努め、〝カイヴァルヤダーマ〟に留学して卒業し、またヨーガの道場を主宰しておられるが、その実修によってみずからの身体を若く、美しく、健康に保っておられる。

ヨーガとして伝えられるものをただ無批判に遵奉することは感心できない。西洋の一流大学でも、ヨーガに凝ったために足の骨を折ってしまった学生もいる。しかしヨーガの実修によって精神的にも身体的にも健康を回復した人々のいることも事実である。

近代科学の試練・検討を通過して、真に人間を益するものであると知られたならば、その成果と実践は、西洋近代科学の無批判な受容・盲信に対して、新たな明るい道をわれわれに示してくれることになるであろう。

東方学院長　中村　元

推薦のことば

インド最大の商都ボンベイから東へ向かう国道は、やがて切り立った岩壁を左右に見ながらデカン高原へと登りつめ、ボンベイより一二八キロに位置する町ロナワラの郊外に至る。この町の近くを流れる小さな運河沿いの広大な敷地に、医学研究所、病院、ヨーガ大学、図書館等々の施設をともなって活動しているのが、本書の出版母体となっている〝カイヴァルヤダーマ（悟りの里）・ヨーガ研究所〟である。

スワミ・クヴァラヤーナンダ師によって一九二〇年代に創設されたこの研究所は、かつて同地を訪れたネルー首相から激励を受けたこともあり、今日まで、中央政府およびマハーラーシュトラ州政府の援助を受けつつ、ヨーガに関する数多くの生理学的研究や臨床研究を行なってきている。

今から二十年以上も前に私がこの地でヨーガを学んでいた頃も、西洋から百人近い医師たちがヨーガ・セラピーを学びにやってきていた。いわばこの研究所は、ヨーガ・セラピーに関する世界で初めての研究施設であり、そればかりか、今日までこの分野における世界の研究活動をリードしてきてもいるのである。

本書は、こうしたヨーガの医科学方面の研究や臨床治療の成果をふまえたうえで著された実に貴重なテキストである。こうした貴重な書が、このたび邦訳され、日本全国で五十万人以上はいると思われる健康ヨーガ体操の実践者をはじめ、心身症等の治療に取り組む医療関係者のもとに提供されるに至ったことは、まことに喜ばしいかぎりである。

訳者の山田久仁子氏は同研究所付属のヨーガ大学に留学し、ヒンディー語や英語で行なわれる授業の難しさを克服されて卒業に至った努力の人である。氏の薬科大学の卒業論文もヨーガに関するものであったが、インド留学後の現在も真摯にヨーガ指導に当たられていることからすれば、訳者としてこれ以上適任の人物はいないはずである。

ストレス過多の現代社会にあって、ヨーガ・セラピーが伝えんとしている智慧の数々は、今や本書が著された時以上に、全世界規模で求められている。インド五千年の叡智を踏まえて医科学として確立されているヨーガ・セラピーは、本書を通して日本の多くの人々に必ず役立てられるはずである。本書はそうした現代社会の要望に充分応えうる書なのである。

平成七年八月　鳥取県米子市、日本ヨーガ・ニケタン本部にて

木村慧心

はじめに

本書はインド政府厚生省の要望により特別に書かれたもので、ヨーガ・セラピー（療法）の基本的な概念と方法を一般の方々に、また、とりわけ医療関係者に知っていただくことを目的としています。

ヨーガ・セラピーへの関心は日ごとに高まっています。インド国内にはヨーガを用いて病気を治療する大小の施設が数多くあり、たくさんの人々がヨーガ・セラピーに携わっています。しかもその大部分は経営がとてもうまくいっているように見受けられます。しかし、この分野の人々がみなその成果を上げられるとはかぎりません。ヨーガ・セラピーがまだ新しく、公的に統一化されていないということを考えるなら、それも致し方ないでしょう。統一化には長い年月がかかることと思います。しかし、現在のヨーガ・セラピーの実践者の多さが、そのままこのセラピーの有効性を証明するということにはならないにせよ、その人気の高さからみて、少なくともヨーガ・セラピーそのものに何らかの価値があるのは明白です。注目してほしいのは、初めはヨーガ・セラピーを懐疑的にみる傾向のあった医療関係者の多くも、実際に体験してからはその価値を認識するようになったという点です。インド国内外の、とくに心身医学や精神医学の専門家は、ヨーガ・セラピーにかなり高い関心を示すようになっています。それはヨーガが、精神疾患や神経疾患の後遺症である心身の緊張を取り除くのに役立つことがわかってきたからです。今日ではすでに多くの医師が、ヨーガは物理療法やリハビリにも役立つと評価しています。こうした事実からみても、ただちにヨーガ・セラピーを軽視したり非科学的だと非難するのは軽率なことだと言わなければなりません。

祖先から伝えられたものだから、あるいは、ひたすら人々の幸せを祈る〝聖者〟階級に属するものだからといって、ヨーガ・セラピーを無批判に受け入れるべきではありません。たんに指導者がそう求めるからといって、また国家の思惑や民族的感情によって、ヨーガ・セラピーを盲目的に信頼することもよくありません。ヨーガ・セラピーの成果を実証すること、また、その成果をもたらす脈管《ナーディ》についての精神生理学的メカニズムを探究することは、私たちの義務なのです。幸いなことに現代の科学はあらゆる分野において急速な進歩をみせており、そのおかげでヨーガ・セラピーのプロセスをより深く洞察することができるようになっています。

本書には、著者のヨーガに対する先入観が見受けられるかもしれませんが、つねに客観的な見解を保つよう努力したつもりです。本文の大部分で扱われているのは、生理学の分野で確証された事実にもとづく基礎概念であり、したがって、詳細に典拠を示すことはしませんでした。しかし、特定の学派や著者の理論、論争中の問題が扱われる場合には、その文献を著者名とともにあげておきました。場合によっては、筆者の個人的研究や体験にもとづいた新しい解釈も紹介しています。

本文の執筆は、クヴァラヤーナンダ師の監修の下に、おもにS・L・ヴィネーカルが行ない、校閲および確認作業は本文全般にわたって両名が行ないました。一方の著者の理論的立場や先入観が強いときには、もう一方の著者はもとの原稿を書いた著者の見解に従うようにしました。

すでに述べたように、本書の目的は、医療関係者はもとより広く一般の方々に、近代科学の立場から評価された理論にもとづくヨーガ・セラピーのさまざまな方法、応用分野、さらにはヨーガ・セラピーの限界と禁忌をも知っていただくことにあります。この目的のために、わかりやすい科学的な図や写真の助けも借りて、ヨーガ・セラピーの理論をできるかぎり平易な言葉で述べたつもりです。

この興味深い題材を発表する名誉を与えてくださったインド政府厚生省、ことにD・P・カーマーカー厚生大臣に感謝いたします。また、有益で建設的なご意見をいただき、本書の図やグラフ、写真を用意してくださったカイヴァルヤダーマ・S・M・Y・M・サミティのスタッフに感謝いたします。

スワミ・クヴァラヤーナンダ
S・L・ヴィネーカル博士

ヨーガ・セラピー◎目次

ヨーガ・セラピー

写真　中嶋やすとし
モデル　山田久仁子

序章

インドではきわめて古い時代からヨーガの修行が行なわれてきました。その起源はインダス文明(紀元前三〇〇〇～一五〇〇年頃)にさかのぼるとも言われています。この「ヨーガ」というサンスクリット語には、「目標」と「方法」という二つの意味合いが込められています。目標ということでいえば、ヨーガとは最高の境地における「調和」、すなわち大いなる存在を悟り、万物と一体となった状態を意味します。そして、この目標に到達するために役立つと考えられるすべての方法もヨーガといわれます。この場合のヨーガは、「手段・技法」を意味するサンスクリット語の「ユクティ」と同義です。このような調和をめざす人々の進歩をうながすと考えられる修行法は、すべてひっくるめてヨーガという名で知られています。すなわちヨーガとは、一人の人間を、肉体ばかりでなく、精神、魂をもあわせて全人格的にとらえ、それらすべてを向上させ調和させていく、包括的な修行体系なのです。

しかし私たちはこの調和への過程において、調和とは逆の「崩壊」を招くような、さまざまな困難に出会うことがあります。そのひとつが心や身体の病気です。そのとき、それに立ち向かう方法を見つけなければなりません。実際、健康な心身は、ヨーガの高度な行法を実践するためには欠くことのできないものです。ヨーガについての論書『ヨーガ・シャーストラ』には、心と身体に積極的な健康をもたらすための具体的な方法が定められており、それらはクリヤー・ヨーガと呼ばれています（ヨーガの根本教典である『ヨーガ・スートラ』では、苦行・聖典の学習・最高神への信仰の三つがクリヤー・ヨーガとして定められています）。クリヤー・ヨーガは日常的に行なうヨーガで、高度な精神的修行に耐えられる条件をつくるものです。ですから、心身のバランスがとれていない人はみな、ヨーガの高度な修行を始める前に、まず一連のクリヤー・ヨーガを実践することが必須とされています。『ヨーガ・シャーストラ』に定められているとおりクリヤー・ヨーガを実践して心身を調えなければ、ヨーガの修行の過程において大きな落とし穴に出会ったり、心身の破綻をきたす場合さえあります。このことをヨーガの修行者は忘れないでいてください。実際、残念なことに、心身のバランスを失ったりするなど落とし穴や破綻に苦しんでいる人がたくさんいるのです。

ヨーガで用いられる「クリヤー」や「カルマ」（字義的には「行為」の意）という語には、浄化法や心身改善法という専門的な意味がそなわっています。聖典『バガヴァッド・ギーター』でも、「カルマ・ヨーガ」という語は同様の意味で用いられているようです。そこでは「カルマ」という語に二重の意味が込められており、人間としての通常の義務やふだんの行ないであっても、それに対する態度のもちようによっては心の浄化に役立つものとなる、ということを示しています。インド伝統医学のアーユルヴェーダでも「カルマ」という語は同様の専門的な意味、すなわち浄化法《ショーダナ・カルマ》という意味で用いられており、これはアーユルヴェーダの治療法としてよく知られる「パンチャ・カルマ治療法」という語からも判断できます。ヨーガでも、「カルマ」や「クリヤー」という語はとくに、水や空気を使って行なう各種の浄化法を指して用いられますが、しかし、「クリヤー・ヨーガ」という言葉そのものは、心身を完全に改善して、適応能力と反応性の大幅な向上をめざして行なわれる準備段階全般を指しています。

このことをもう少しはっきりさせておいたほうがいいでしょう。クリヤー・ヨーガでは、内外の環境が修行者の身体と心におよぼす影響に対して、じゅうぶん考慮が払われます。それは、内外から心身に加わるさまざまな衝撃に効果的に抵抗できるような、一種の強力な免疫性を培うためです。こうした心身の強化は、真のヨーガがめざすところのバランスのとれた行動と安定した人格をもたらすために不可欠のものと考えられています。

健康や幸福感にさまざまなレベルや程度のあることは——正確に定義されるまでには至っていませんが——しだいに認められてきています。クリヤー・ヨーガとは、この健康や幸福感を可能なかぎり最高のレベルまで引き上げるためのものです。そのために食事や住居に関するきまりや、また社会および身近な環境に対して有益かつ健康的な前向きの態度を自覚的に培うためのきまりも定められています。それは、より高度なヨーガに向けて修行していくあいだ、快適な雰囲気を周囲につくりだすためです。それが達成されると、心身を調えるために一定の精神生理学的な行法(アーサナや調気法《プラーナーヤーマ》)が行なわれます。心身のシステムが老廃物で著しく阻害されている場合は、一定の補助的な浄化法がとくに勧められます。こうしたヨーガの行法はいずれも、身体のバランスだけでなく、心と身体のバランスをも調えていきます。ですから、クリヤー・ヨーガを正しく実践するなら、環境の大きな変化にも支障なく耐えられるような能力が培われ、人格という心身相関的な組織体に有益な生き方ができるようになります。これは、身体の諸器官を構成する組織の適応性が変化するためではないかと思われます。また、そうした変化によって、精神的なショックに対しても機能障害や病理的変化が起こりにくくなります。

こうした結果がもたらされることについては、内分泌の変化とともに、自律的かつ自己受容的な〈神経—筋肉〉反応が重要な役割をはたしています。食事や呼吸の調節、前向きな態度を培うことが強調されるのは、それによっておもに全身の代謝がよい方向に変化するからです。血液・リンパ液などの体液を通じて起こるこうした代謝の変化は、腺、循環系、神経系、泌尿器系などのさまざまな系に作用し、高度なヨーガ修行に入る前であっても、人格の完全な変容がもたらされる場合もあります。

このように、ヨーガ・セラピーはたんに浄化法や運動療法だけから成るのではなく、食事や社会的態度、個人的な性癖のコントロールにも大きな重点を置くことによって、身体の代謝系全体に有益な変化をもたらそうとします。それは人間を全体的にとらえた真に総合的なアプローチであり、そうであるがゆえに、病気の表面的な徴候のみを優先的に取り上げ、その他の目立たない付随的な変化を無視しがちな他の療法よりも、いっそうよい結果が期待できるといえるでしょう。

第1章　ヨーガの病気観とヨーガ・セラピーの原理

◉ヨーガの病気観

▽心身相関性とホメオスタシス

パタンジャリの『ヨーガ・スートラ』は、ヨーガの思想が体系的に述べられた最古の文献（成立は二～四世紀頃）であり、ヨーガの根本教典でもあります。それを丹念に読むなら、心と身体はひとつのものとして扱われていることがわかります。だからこそ、ヨーガの高度な精神的行法に入る前段階として、アーサナ（ヨーガのポーズ）や調気法のような「身体的」行法が含まれているのです。『ヨーガ・スートラ』に述べられているように、こうした行法はすべて「サマーディ（三昧）の境地に入る」（II―2）ための第一段階として、心身活動に調和をもたらすことを目指しています。すなわち、これらの行法は精神生理学的なメカニズムを安定させ、その結果、内外からのさまざまな刺激に対して心身の調和が容易にくずれないようになります。このように、ヨーガは心と身体をまったく別物とみるのではなく、両者間の緊密な相関性を認めるものなのです。

心身の働きに関して、ヨーガは、そこにはホメオスタシス（恒常性）があると考えます（ホメオスタシスとは、心身が調和して働くように、内外からの一般的な刺激に対して、体温などのさまざまな生体機能を調節し、血糖値などの体液や組織の化学的組成を一定に保つ働きです）。すなわち、どんな人でも生まれつき内外の環境に対する適応力をもっているということです。とはいえ、いくら調和を保つ働きが心身にあるといっても、内外のさまざまな刺激（物理的、化学的、電気的、生物的、心理的な刺激）は心身に何らかの障害をもたらします。この障害がどのくらい続くかは、刺激の強さにもよりますが、また、ホメオスタシスを保つ心身の能力にも左右されます。したがって、「方法」としてのヨーガがめざしているのは、障害を引き起こす原因に直面して不調和におちいった心身を、すみやかに調和へと回復させる方法を編み出すことなのです。

▽病気とは

『ヨーガ・スートラ』には、「サマーディに対する障害とは、(1)病気、(2)無気力、(3)疑（疑い、ためらい、決心しないこと）、(4)不注意・無思慮、(5)無精、(6)執念（ものごとに対して欲望の強いこと）、(7)妄想（真理に反する主義、主張、見解）、(8)サマーディの境地に入りえない精神状態、(9)サマーディの境地に入っても長くとどまりえない精神状態など、心の散動状態のすべてをいう」（I—30）とあります。病気とは心身の調和を乱す障害だと考えていいでしょう。先に述べたように、「ヨーガ」という語には、調和すなわちサマーディという意味もあります。それに対し病気とは、それと対極にある状態、すなわち心身の統一がくずれた状態です。病気（disease）は人を不安（dis-ease　dis-は「否定」、easeは「安心」を意味する）で散漫な気持ちにさせます。だからこそ、病気は障害なのです。

▽急性疾患

急激に発病し進行する急性疾患は、外部からの攻撃的な侵入者に身体が適切に対応できていないことを示していますが、それはまた、身体が障害をもたらす要素を根絶したり無力化しようと首尾よく「格闘」を続けていることのあらわれでもあります。このように急性疾患は一時的な障害なので、ヨーガでは、身体に任せておくほうがよいと考えます。そうすれば身体はみずから対処できるのです。私たちがせいぜいできるのは、身体にそれ以上の負担をかけないようにして、身体の抵抗力を高めることぐらいです。この点で、ヨーガは現代の自然療法と意見が一致しています。しかしまた、治療法が確実にわかっており、なおかつ心身に害を与えないなら、病因を絶つために一定の療法に頼ることもヨーガは認めています。たとえば、とげがちくりと刺さって心身の「平静」を乱したなら、それを放っておくよりも取り除くべきでしょう。同様に、障害の原因が正確にわかり、また、身体の正常な機能を長期間そこなわずにその障害を根絶する方法がわかっている場合には、それに応じた療法を適用してちゃんと治療すべきです。こうした治療法にヨーガは反対しているわけではありません。実際、ヨーガ行者の多くは急性疾患に対して薬草やアーユルヴェーダの療法を用いていますし、万が一のときに役立つよう、そうした知識や薬草を豊富に蓄えてもいます。

▽**慢性疾患**

しかし、症状がさほど激しくなく経過が長引くような亜急性疾患や慢性疾患の場合には、話はちがってきます。それは身体が病気との戦いに敗れ、適切な機能を失っている状態です。慢性疾患は私たちの適応力がどこかおかしくなっていることを示しているのです。ヨーガによるとこれはおもに、(1)血液やリンパ液の循環が悪く、部分的に慢性的なうっ血や老廃物の停滞が起こり、身体全体に有毒な影響がおよぶこと、(2)〈神経―筋肉〉反応、〈神経―腺〉反応の不調、によってもたらされます。

このふたつ、すなわち慢性的うっ血と〈神経―筋肉―腺〉反応の不調とは互いに影響しあっています。血管運動の調節障害で血管の拡張・収縮リズムの調整がうまくいかなくなると、全身あるいは局部の循環障害が生じてきます。すると神経、筋肉、腺に血液がじゅうぶん供給されず、それらはちゃんと機能しなくなります。一方、神経や筋肉などがじゅうぶんに機能しないと、循環障害はさらに促進されます。このような悪循環が続くことから、(1)と(2)は互いに関係していることがわかります。ですから、この過程を正常な状態にするには、この二つの障害を引き起こす原因をつきとめなければなりません。原因としては、姿勢や日常生活などにおける悪習慣、不規則で偏りのある食生活、心の葛藤などがあげられ、これらが単独または複合して障害を引き起こすと考えられます。最善の方法はこれらすべてを正すことです。人間を「総合的」に見るヨーガにしたがえば、運動療法、食事の改善、精神状態の改善をそれぞれ単独で行なっても効きめは少なく、より完全で合理的な治療にはなりません。

▽完全な回復とは

急性疾患の場合でも、一見回復したように見えても、心身に何らかの影響は残るものです。病気がもたらす身体の平衡異常は、たいてい回復に時間がかかるものであり、ときには完全な回復が不可能になる場合さえあります。ですから、患者が回復に向かっているとき、医師はただ運を天に任せて回復を待つのではなく、病気の性質や損傷に応じて適切なリハビリテーションを助言しなくてはなりません。こうして病気の痕跡から完全に解放されたとき、初めてその患者は「治った」といえるのです。残念ながら、息つくひまもなく日々の仕事に追われる現代では、このようなリハビリの手段が取り入れられることはめったにありません。その結果、見かけは元気に動きまわっている人でも、生活上の多くのストレスを解消できないで悩んでいます。そのために現代人は、急性疾患や、ときには慢性疾患にかかりやすくなっています。自分はぜったい病気にはならないと断言できるような人はほとんどいないでしょう。だからこそヨーガは、「積極的な」健康と「すぐ元気を回復できる」状態を保つために、少なくともいくつかの行法を実践するよう勧めているのです。

◉ヨーガ・セラピーの原理

▽現代医学とヨーガ

病気の治療に関しては、二通りの考え方があります。ひとつは、病因を調べて、取り除き、そして身体がみずから回復するのを待つ方法です。もうひとつは、身体自身が病因に打ち勝って、それ自身の力で治癒するのを補助する方法です。身体には特定の免疫性を高める力と、病因の攻撃に対する抵抗力がそなわっているのです。

発病の原因となる細菌やウイルスなどが発見されて以来、西洋医学では感染症などの急性疾患の治療に際して、まず抗生物質などの薬が集中して投与されます。しかし、実際のところ、その次の段階、すなわち予後については一般的にあまり注意が払われていないようです。治療を施されたあと、患者は各自の運命にゆだねられてしまい、せいぜいビタミン剤か強壮剤が勧められる程度です。これでは、内臓の機能が弱まっている身体は、なおも病気の害にさらされることになります。もちろん、急性疾患が治ったあともすべての患者を治療すべきである、という新しい考え方も徐々に医学界で普及しはじめており、とりわけ物理療法学の分野で受け入れられるようになってきています。にもかかわらず、現在問題になっているのは、物理療法学は機能障害の患者のリハビリよりも、身体障害、とくに運動障害のリハビリの問題で手いっぱいであることです。その結果、急性発作や他の不調が繰り返されることになるのです。

病気に対するヨーガの姿勢は――他のあらゆることに対しても同様ですが――個々の病因の撲滅に時間を浪費するよりも、むしろ自分自身を強化しなければならないというものです。たとえば、いばらだらけの森のことを考えてみてください。そのような森を通り抜けるとき、いばらの棘をひとつずつ取り除いてから前へ進むなんて、ばかげています。丈夫な靴をはいて足を保護するほうが、よっぽど簡単で賢明なことでしょう。「靴をはくなら、大地全体がまるで柔らかい革でおおわれているようなものだ」(『ヨーガ・ヴァーシシュタ』)。ヨーガという言葉には「鎧をまとった」「じゅうぶん心がまえができた」という意味があります。このように、ヨーガは個々の病因を攻撃したり根絶するよりも、生まれつき身体にそなわる防衛機能を強化することを大いに強調しているのです。病気の治療においても、恒常的なバランスがとれるよう、心身に内在する力を発揮させることに主眼が置かれています。その際、とくにヨーガが注目するのは、身体にもともとそなわった種々の排泄作用や再調整作用、すなわち心身の適応力や調整力を発達させることです。このような方法は、ヨーガとりわけハタ・ヨーガでは「ナーディ・シュッディ」として知られ、生気《プラーナ》を全身にめぐらす微細な脈管《ナーディ》を浄化するためのものです。ヨーガでは、ナーディとはまず第一に神経(nerve)を意味しますが、それだけでなく体内の管状のものすべてをも意味します。たとえば「シャクティナーディ」は大腸を指します。「ナーディ・シュッディ」は、心身の調和を乱す要素である不純物《マラ》を根絶するので「マラ・シュッディ」とも呼ばれます。ちなみに「シュッディ」とは「浄化」を意味する言葉です。

▽**健康とは**

ヨーガの目的のひとつは完全な健康と衛生です。完全な健康とは、たんに病気にかかっていないというだけでなく、全般的な抵抗力をそなえ、特定の病因に対して容易に免疫力をつけることができ、喜びと活気に満ちている幸福な状態を意味します。それは、どうにかこうにか働ける能力などではなく、人を無気力で怠惰にさせない能力を意味します。ヨーガでは無気力《スティヤーナ》と怠惰《アーラスヤ》は障害であると考えられています。これらは身体ないし精神のレベルにおける不健康、不調和の徴候であり、真剣に対処する必要があります。残念ながら、完全な健康に対するこうした厳密な考え方は、現代医学ではめったにみられません。今日の衛生学および衛生法がもっぱら関心を抱いているのは、殺虫剤などによる病気の媒体の撲滅、大気や水の汚染防止、食品衛生といった公衆衛生問題、それにワクチン・血清などによる免疫力の強化などです。こうした事柄はいずれも、公衆衛生の点からみれば、もちろん非常に重要な問題です。しかし、現代医学の善意に対して失礼になるかもしれませんが、それらはみな「マイナスの方法」ともいえるでしょう。なぜなら、ある病気が蔓延するのを防ぐ一方で、個人をより虚弱化して自分自身の脚で立つことを不可能にさせ、その人本来の力によって病気と積極的に戦えないようにもさせているからです。現代人はもって生まれた力を徐々に奪われ、自分自身の戦いに対処できなくなり、障害物から自分を守るためにますます外的な方法に頼らざるをえなくなってしまっています。その結果、身体は障害物に出会うことをまったく「学んで」おらず、不意打ちを食わされて初めて、それと戦う力がないことに気づくのです。使われなくなったものはやがて萎縮し、ついには消えてしまうのが自然の法則です。人間はいっそうの「快適さ」を求めることで、本来のたくましい抵抗力や祖先のもっていた健康を次第に失っているのです。

人間と細菌とのあいだで繰り広げられている「大戦」では、これまで人間が勝利を収めてきましたが、今日、人間側が負けているようにみえます。人間が新たに作り出したり発見した化学薬品に対して細菌は以前より強くなり、高い耐性をもった種を生みだしています。そのため、数年ごとに治療法を変えなくてはならないほどです。この戦いの勝者を決めるのはまだ時期尚早でしょう。これまでのところは、新兵器をもたらすという点で人間のほうが明らかに優勢です。しかし、優勢が続く一方で、人間は前記の理由で内在する抵抗力を失いつつあります。それに加えて、今日の工業の発展や社会構造の急速な変化などによって、現代人は昔の人よりいっそう複雑な状況に置かれているにもかかわらず、それに対する準備はできていないように思われます。

公衆衛生の発展のおかげで伝染病は減少していますが、糖尿病などの代謝病や心身症は増加の一途をたどっています。代謝病や心身症は心身の調節能力の乱れによる慢性的疾患です。現代医学はこれらの疾患の治療に、ホルモンやビタミンを投与する補充療法や、精神安定剤などの外的な助けを借りています。しかし、もう一方の側からアプローチしていくこともますます重要になっています。それはすなわち、人間の内部組織を新しい状態や環境に対処できるよう訓練しなければならないということです。いいかえれば、人間は本来の適応力や順応力をよみがえらせる訓練をする必要がある、ということです。

ここでは公衆衛生の価値を非難しているのではなく、その成果の別の面を示したにすぎません。いまや衛生とは、外的環境から有害な物質を根絶する方法であるとともに、たんに病気にかかっていないだけでなく、完全な健康を享受できるよう、人間の内的環境に固有の適応力や順応力をもたらし、その範囲を広げる方法でなければなりません。ヨーガはとくにこの点を強調するものです。

ヨーガは次の三段階を介して実践されます。

(1)正しい心の状態をつくる。

(2)〈神経—筋肉〉系、〈神経—腺〉系（実際には全身）を調え、強いストレスや緊張に対して抵抗できるようにする。

(3)健康によい食事をとり、自然な排泄をうながす。このために必要なときはいつでも、特別な浄化法や入浴を用いる。

同様にヨーガ・セラピーもこの三点から構成されています。

ヨーガには身体のある特定の臓器に働きかける特別な行法もあります。本書ではヨーガ・セラピーの一般的方法の理論を述べ、その根拠を説明していくとともに、ヨーガ・セラピーがいっそう役立つ特別な分野、また、ヨーガ・セラピーの限界や適応可能な症状、禁忌についても述べていきたいと思います。

第２章　正しい心の姿勢を培う

◉心と病気

ヨーガ・セラピーでは、正しい心の姿勢を培うことが大変重要だと考えます。日常のものごと、またとりわけ人生に対する心がまえは、心身症や代謝病などの慢性疾患のみならず感染症の発病にも、直接的・間接的に重要な関係をもっているからです。この章では、こうした議論の根拠と、ヨーガがいかに心の姿勢を変革していくのかについて論じていくことにしましょう。

▽現代医学のアプローチ

ヨーガは、人間は相互に関連のない数多くの部分から構成されているのではなく、ひとつの統一体であると考えて、病気に対しても総合的にアプローチしていきます。すなわち、人間はもっと広大な全体、つまり宇宙の完全な一部であるという考えに立つのです。現代医学はこの点について理解していないわけではないのですが、実際の治療となると、どういうわけか病気の特異性を見ることだけに気をとられるようです。

たとえば肺炎の場合、現代医学ではたいてい肺炎を身体全体の病気ではなく肺特有の病気とみなし、おもに肺に対して直接治療をします。ある細菌が肺を攻撃した結果、肺局部に病が生じ、身体がそれに反応しているのだというわけです。そして、いったん肺が攻撃から解放されると身体の反応は自動的に止まり、患者は「治った」と感じるのだと考えます。現代医学はこの「治癒過程」がどの生物にもあてはまると主張しています。ですから、医学のなすべきことは、ただ特定の攻撃から人間を守り、攻撃因子を破壊したり無効にしたりすることになるのです。これはある意味で合理的だといえるでしょう。このアプローチによって医学は大きな進歩を遂げ、人類に「安心」をもたらしました。しかし、正常な組織に害をおよぼすことなく攻撃因子のみを破壊したり無効にするような「理想的な」薬品や方法は、これまでのところ科学では発見されていません。ですから病気が治癒したのはいいけれども、抵抗力や免疫性がかなり弱まってしまい、やがて衰弱や障害をきたす場合さえあるのも不思議ではないのです。

身体はおおぜいの家族や使用人がいる大きな家のようなものです。彼らは外部からの攻撃に反撃し、それを避ける能力をもっていますが、みずからの力を上回るような相手に襲撃されたときには警察官に助けを求め、神経過敏な状態におちいってしまいます。しかしその警察官は、害をもたらす「敵」

と一家の「味方」の区別ができないので無差別に発砲し、敵味方双方の幾人かを殺してしまいます。結果として、警察官が去ったあとはまったく「静か」な状態になりますが、同時に家はかなりの損傷を被り、防衛力を失った状態になってしまいます。もちろん現代医学は、この「発砲」を無差別的でない制御可能なものにしようと努力しており、その試みはある程度は成功しています。しかし、「理想的な」薬はまだ発見されてはいないのです。

一方、その家(身体)はしばしば、なんらかの欠乏や非能率性、あるいは不調和のために、内的管理が行き届かなくなり、混乱状態におちいってしまう場合があります。機能障害はたいていこうしたことから生じるのです。欠乏症に対しては、現代医学では補充療法が用いられます。補充療法では、身体の必要としている物質の不足分を補い(最近ではこの補充物質はたいてい合成品です)、同時に特別な食餌療法を処方します。しかし、食物などの摂取だけでは臓器の効果的な働きや臓器間の協調作用をもたらすことはできません。食餌療法に加えて、直接的・間接的に臓器をもう一度訓練し、身体の他のさまざまな部分とのあいだに適切な協調作用や調和をはかれば、臓器は正常に機能するようになるでしょう。現在、この療法は物理療法学独特の分野として認められていますが、残念なことに、物理療法学は運動障害などの整形外科的問題で手いっぱいなのです。

胃潰瘍、気管支喘息など、心身症にも分類される病気が数多くあります。これらの病気には身体の機能障害の要素以外に、心理的な要素が大いにかかわっていて、それらが相互に影響しあっていることがわかってきました。このように現代医学も、多くの病気で心が重要な役割をはたしていることを受け入れてきています。

　しかしヨーガはずっと以前からそのことに気づいていました。心は、心身症だけでなく急性疾患を含む他のあらゆる病気においても大変重要な役割をはたしている、というのがヨーガの考えです。心がかき乱されると、身体の抵抗力が全般的に弱まり、外界の細菌に襲われやすくなります。そして、臓器間の協調がそこなわれ、その結果、身体自体の働きが低下するのです。

▽病気の過程

　ヨーガでは病気にいたるこの過程を次のように説明しています。「苦悩、憂うつ、身体の震え、呼吸の乱れなどが心の散動状態にともなって起こる」（『ヨーガ・スートラ』I―31）。心身のいかなる障害も、また、いかなる感情――とりわけ否定的で破壊的な感情――も、苦悩《ドウッカ》や憂うつ《ダウルマナスヤ》をもたらし、そして筋肉や血管の収縮リズムを乱して、「身体の震え《アンガメジャヤトヴァ》」や「呼吸の乱れ《シュヴァーサ・プラシュヴァーサ》」を引き起こします。ヨーガによると、筋肉や血管の収縮リズムの乱れは、病気にいたる心身の連鎖的な反応を開始する引き金になります。呼吸のリズムの乱れさえも、この筋肉や血管リズムの乱れが原因となっているのです。

　この過程を生理学的に見ていきましょう。筋肉の緊張が突然高まると、要求される筋肉の緊張を維持するために、循環系、呼吸系、糖代謝などの代謝系の負担が大きくなります。その上、感情的な状態で全身の血管が収縮すると、狭まった血管の抵抗に逆らって機能しなければならない心臓や肺にいちだんと重い負担がかかります。この要求に応えるために、自律神経系も内分泌系も異常な状態にお

脳と内臓の相関図

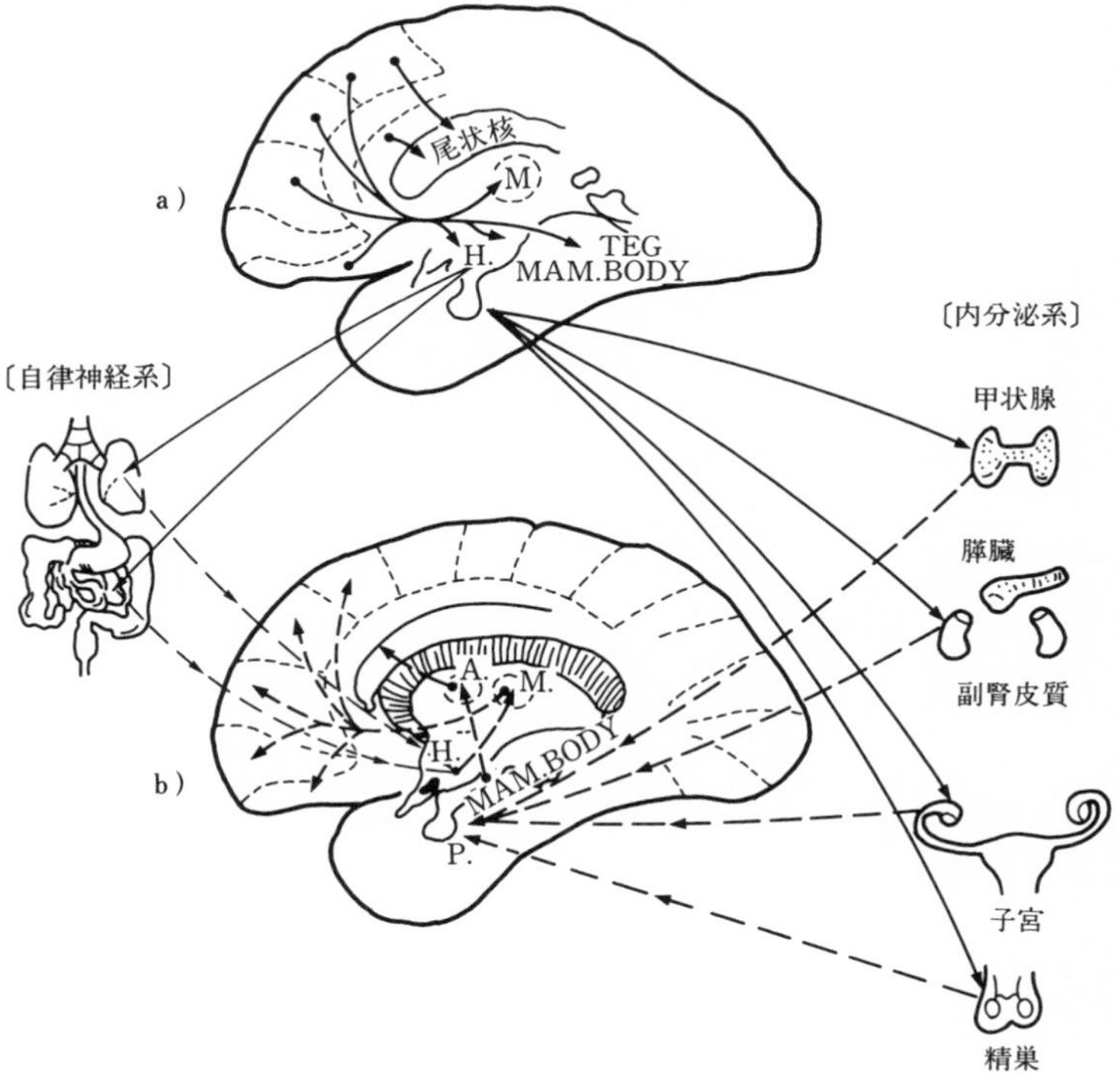

a）遠心性経路 ——→　　b）求心性経路 – – –→

A.＝視床前核，M.視床背内側核，MAM.BODY＝乳頭体，
H.＝視床下部，P.＝下垂体，TEG.＝被蓋，V.＝乳頭視床束

かれ、副腎―交感神経の働きが亢進します。この状態が長く続くと、甲状腺も刺激され、作用がいっそう亢進します。

さらに、それは骨格筋だけでなく全身へと影響をおよぼします。腸、心臓、肺、気管支、血管など、内臓を形成するさまざまな収縮性の組織も影響を受け、内臓の働きは大きく阻害されます。そして「姿勢反応系」(postural substrate)がまったく変化するのです(この問題については次章でまた述べます)。このような状態が長期間続き(すなわち慢性症状となり)、緊張が低下して組織が不活発になった場合は、うっ血または停滞が起き、また緊張が高まった場合は、異常な消耗が引き起こされます。こうなると、全身の体液に作用する腺分泌の障害が起こって、身体は容易に外界の細菌によるさまざまな感染症にかかりやすくなり、また各種の慢性的な機能代謝障害が引き起こされます。

こうしたことから、ヨーガは「身体の震え」を病気の前兆とみなし、適切に取り組んでいきます。病気の根本に迫る場合、この「身体の震え」という根本的かつ主要な因子を正常な状態にもどすとともに、予防するためにも最善の努力を払うのです。

現代医学はかつて、臓器、組織、細胞という用語を用いて、病気の経過について考えてきました。これについて、ワイス博士とイングリッシュ博士は次のように述べています。「十九世紀より伝えられてきた病気に関する見解は次の公式で示される。〈細胞の病気―構造の変化―生理的(または機能)障害〉。二十世紀になると、この公式は一部変化した。たとえば、本態性高血圧(既往の腎疾患または原因なく起こる高血圧)や血管の病気の場合は、〈機能障害―細胞の病気―構造の変化〉となる」。両博士はさらに次のように述べています。「例証したように、本態性高血圧や血管の病気の原因となる機能障害の前段階が何であるか、私たちはいまだに解明できていない。おそらく、将来、研究が進むと、機能障害の起こる前には心理的な障害があるといえるようになるかもしれない。そのとき公式は次のようになるであろう。〈心理的障害—機能障害—細胞の病気—構造の変化〉」。

このように、現代医学は、古来のヨーガと同じ考えを示す傾向にあります。現代医学のごく最近の傾向としては、病気を個々の臓器、組織、細胞の病理の点から見るというより、むしろ全身から病気を病理動態学的に認識するようになりました。最近では、個々の臓器、組織、細胞は、全身の体液をともなってつねに変化する生化学的および生物物理学的な反応における、たんなる結節点にすぎないと考えられています。また、このような変化がうまくいかなくなるときに心がどのような役割をはたすのかが、ますます注目されてきています。一方、物理療法学の出現によって、治療としての運動に大きな価値があることが理解されはじめました。さらに最近の研究では、神経の緊張性インパルスが協調して作用するとき、それは神経—筋肉のメカニズムだけでなく、実際には全身の機能効率の維持という重要な役割をはたすことが立証されています。

ヨーガの提唱する方法が、このような現代医学の発見とほぼ一致しているのは興味深いことです。この点については、ヨーガのアーサナやムドラー(印)および他の行法が病気予防・治療においてはたす重要な役割について説明するときに触れます。

◉心の安定

すべてのヨーガは心の安定を得ることをめざしています。心の安定が得られたときに初めて、真の「自己」に出会います。感情的であるにせよないにせよ、とりとめもない思いでいっぱいの心は、非個人的な性質をもつ「大いなる存在」の意味をとらえることはできません。ヨーガでは、心と物質はともに同一のエネルギーのあらわれにすぎないと考えられています。私たちは心と物質はまったく異ったものだと理解していますが、実はひとつの永遠なる存在の二つの面にすぎないのです。私たちが心と物質を別物と「認識」するのは、大昔から蓄積された煩悩によって心がゆがめられているためです。煩悩の中で根本的なものは「無明《アヴィディヤー》」といいます。無明が取り除かれないと、この現象界の法則である天則《リタ》を理解することはできません。偉大な哲学者であるスピノザ（十七世紀オランダのユダヤ系哲学者）は、「心の力や自然の秩序を理解すればするほど、いっそう容易に本質的でないものごとから解放される」と述べていますが、ヨーガでも同じことが言われています。

▽ヨーガの流派

ヨーガのいくつかの流派は「残存印象《ヴァーサナー》（潜在記憶）の除去」によって心の安定を得ようとします。真理を哲学的に追究するジュニャーナ・ヨーガ、神への信愛・帰依に専心するバクティ・ヨーガ、結果や報酬を考えることなく社会的義務をはたすカルマ・ヨーガ、そして瞑想によって真理を悟ろうとするディヤーナ・ヨーガがこの部類に入ります。

また、プラーナ(生気)の影響を制御することによって心の安定を得ようとする流派もあります。呪文を唱えるマントラ・ヨーガ、身体の生理的操作によって真理を追究するハタ・ヨーガ、心霊的な瞑想により心の働きを鎮めるラヤ・ヨーガ、八部門の行法を介して心の働きを制御し止滅させるラージャ・ヨーガがこの部類に入ります。これらはいずれも、誰にでもそなわっている潜在能力、クンダリニーを覚醒させるので、クンダリニー・ヨーガまたはシャクティ・ヨーガとも呼ばれ、伝統的にマハー・ヨーガ(偉大なヨーガ)と総称されます。もちろん、これらのヨーガにははっきりとした区別があるわけではありません。ヨーガの達人は一般にさまざまなヨーガを組み合わせて実践します。

パタンジャリのラージャ・ヨーガも、これらの行法を公平に正しく組み合わせて行なうことを勧めています。ラージャ・ヨーガは、①禁戒《ヤマ》、②勧戒《ニヤマ》、③アーサナ、④調気法《プラーナーヤーマ》、⑤制感《プラティヤーハーラ》、⑥精神集中《ダーラナー》、⑦瞑想《ディヤーナ》、⑧三昧《サマーディ》の八つの行法から成り立っています。ラージャ・ヨーガは心の安定という問題に対して精神生理学的に取り組みます。パタンジャリによると、煩悩は純然たる心理的作用でもなく、純然たる生理的作用でもありません。煩悩とは精神生理的な作用であって、煩悩と取り組む最良の方法は、少なくとも煩悩がある程度コントロールされるまで、心身両面の訓練を行なうことなのです。

こうした考えにもとづいてパタンジャリは、最初の実践法として、一方で禁戒と勧戒を、他方でアーサナと調気法を提唱しています。このようなクリヤー・ヨーガによって、心にありつづけた煩悩がいったん弱められると、次に瞑想のヨーガであるディヤーナ・ヨーガを行なったとき、煩悩はいとも容易に除去されるのです。

パタンジャリは、煩悩には無明《アヴィディヤー》（大いなる存在の性質に関しての無知）、自我意識《アスミター》、貪愛《ラーガ》、憎悪《ドヴェーシャ》、生命欲《アビニヴェーシャ》の五つがある、と説明しています。これらの煩悩で最初に取り組まなければならないのは、無明や自我意識ではなく、快楽にとらわれた心情である「貪愛」と、苦にとらわれた心情である「憎悪」です。貪愛と憎悪は、成長しきった木が倒れる前に切り落とさなければならないたくさんの枝のようなものなのです。

▽貪愛と憎悪

貪愛と憎悪を取り除く最良の方法は、両者のあいだに「中道」を見いだすこと、つまり執着しない心を培うことです。「離欲《ヴァイラーギャ》」は一般に「嫌悪」と訳されますが、そうではなく、「冷静」ないし「無関心」という意味にとらえなければなりません。貪愛と憎悪は人間のほうから外部のものごとに向けられるだけでなく、自分自身にも向けられるものだとヨーガでは考えます。さもなければ自殺がなぜ増えているのか説明できません。さらに、貪愛と憎悪はたがいに密接な関係をもっており、一方の存在はもう一方の存在を前提としています。たとえば、あるものを気に入り無性に欲しいと思うとき、その欲望を拒み、獲得の障害となるものをみな憎むことがあります。それだけでなく、貪愛と憎悪はまったく同一の人物やものごとに対して交互に働きかけてきます。たとえば、ある人を愛したり憎んだり、というようにです。私たちは、この二つの感情があまり激しくないときだけこの両方の感情を意識できます。しかし、感情がかなり激しいときは、顕著な感情だけを意識し、抑圧されて休止状態にあるもう一方の感情を意識しません。後者の感情はそれ自体は隠れており、異なった外観を装っているかもしれません。それはめったにはっきりとはあらわれないのです。そしてこういったことは自分自身に対する態度にもあてはまります。ヨーガではこの二面的な感情状態のことを、煩悩が「遮断されている状態」と呼びます。さらに、これらの感情は理性や知性によって、間接的にある程度はコントロールされますが、それがいつも理性的なプロセスを経るとはかぎりません。

◉誓戒

正しい態度を培っていくうえでヨーガは、「禁戒《ヤマ》」「勧戒《ニヤマ》」と呼ばれる自己訓練のルールを自覚的に守ることに大いに重点を置いています。禁戒は社会生活における行動を訓練するため、勧戒は個人の習慣や態度を培うためのきまりです。禁戒と勧戒はあわせて「誓戒《ヴラタ》」と呼ばれます。このサンスクリット語は、「ふるまう・機能する」という意味の語根 vrt に主格の接尾辞 a がついた単語で、自覚的に身につけた習慣や態度を意味します。

誓戒の目的は、修行者が徐々に離欲と識別《ヴィヴェーカ》力を培えるよう助けることです。この考え方の背景にあるのは、感情にとらわれていないとき、大脳皮質はふだんは自律的に機能している要素(それでも一定範囲は意志によってコントロールできますが）の大部分をコントロールできるということです。自律神経もまた一定の範囲内では意志によってコントロールできるのです。合理的な確信に裏づけられた体系的な精神的アプローチをとることによって、自律神経系を鍛えることが可能になります。つまり、修行が進んでくると、感覚衝動がどんなに強くても、大脳皮質が最初に関与することなしには反応が起きないようになるのです。この中には新しいことは何もありません。事実、ヒトはこの意識的なコントロールのプロセスによってのみ「人間」になりえました。私たちが「文明」とか「文化」と呼ぶものは、このプロセスの産物です。動物はたいてい衝動的に行動し、その行動は、恐れ、愛、怒りなどいくつかの異なる感情的な衝動によってのみコントロールされますが、人間（とおそらく数種の高等動物）は想像力や判断力を働かせることができます。そして人間は代々このプロセスを通して自身を訓練し、動物的な性質をかなり克服してきたのです。

▽本能と理性

しかし、平均的な現代人の行為を分析すると、いまだに衝動的な行為から完全には解放されていません。私生活、社会生活にかかわらず人間の活動の七五パーセント以上が、しばしば「理性」の下に隠されている生来のコントロールされていない衝動によって支配されています。この衝動パターンには建設的要素と破壊的要素（現代心理学では肯定的要素と否定的要素という）があります。人間の幸不幸は、この衝動をうまくコントロールできるかどうかにかかっています。今日の世界における戦争、衝突、闘争、内紛といった多くの悲劇は、人間が長い年月をかけてこれらの衝動を懸命にコントロールしていかなければならないことを示しています。ジグムント・フロイト(一八五六—一九三九、精神分析学の創始者)の言葉を使えば、心理療法の主要な目的は、自我《エゴ》の力を強め、本能的エネルギーの源泉であるイドの力を弱めることです。すなわち理性ある意識の領域を拡大させることです。知性によってただちに内的なあり方を克服することはできないかもしれませんが、根気よくやれば必ずや報われるものです。ヨーガではこのことを念想《バーヴァナー》といい、「何度も何度も意識的に心に引き戻す」ことだと説明しています。つまり根気よく心を訓練することです。フロイトとは、このような試みに関しては意見が一致しているようです。フロイトは次のように述べています。「私たちは、人間の知性は本能に比べて弱いものだと主張できるし、またそう主張するのは正しいだろう。しかし、それにもかかわらず、この弱さには何か独特のものがある。知性の声は低いけれど、しかしそれは聴きとどけられるまでは休止しない。たえまなく繰り返される挫折の後で、結局、それは成功する。これは私たちが人類の未来に対して楽観的でいられる数少ない点のひとつである。知性が優位に立つ日はまだはるかに遠いが、しかし、無限に遠いというわけではない」。

　ここでとくにフロイトの名前をもちだしたのは、大変多くの人々が本能的衝動に対するフロイトの見解を誤解しているからです。人々は、「抑制」はすべて「抑圧」だとみなし、あらゆる教育的なプロセスには、ある一定の衝動のコントロールや抑制が必要であることを忘れています。抑圧が起こり、その結果精神生理的な混乱が生じるのは、イドが超自我《スーパーエゴ》——いずれも潜在意識的ないし無意識的な存在です――によって支配されたときだけです。しかし自我《エゴ》そのものが忍耐づよければ、それは心を教育することが可能です。自我はイドと超自我との中間に位置し、現実原則にしたがって全体をコントロールする働きをもつからです。

フロイトが言うところのイドと超自我との格闘は、ヨーガでは「遮断《ヴィッチンナター》」と呼ばれ、直訳すると「途中でさえぎられた活動」という意味です。これはすなわち、二つの強い感情的衝動のあいだに葛藤が生じた結果、活動が途中でさえぎられている状態をさしています。平均的人間の日常生活においては、ものごとはこのようにして「制御（!）」されています。つまり、非常に優勢なひとつの感情のために、それほど強い「衝動」をもたない残りの感情が抑えつけられているわけです（これはあるひとつの「煩悩」が気ままにふるまっている状態で、ヨーガでは「ウダーラ」と呼ばれます）。葛藤（遮断）は、互いに正反対の二つの感情的衝動が同じ強さで生じる場合にのみ起こります。このような葛藤は心身の緊張のあらわれである「身体の震え」を引き起こし、この緊張は一個体として調和のとれた心身の活動を抑制します。ヨーガによれば、こうした心身の緊張が続くと抵抗力が低下し、さまざまな身体機能の不調和のおもな原因になります。この状態を予防し回復するためにヨーガは、一方に心理的方法として禁戒と勧戒を、もう一方に生理的方法としてアーサナと調気法を処方しているのです。

▽ヨーガの禁戒・勧戒

禁戒《ヤマ》と勧戒《ニヤマ》はヨーガにおける第一の誓戒であり、心身を浄化し、調えるクリヤー・ヨーガでもあります。クリヤー・ヨーガの目的は、強い外的および内的衝動があったときでも、精神生理的なバランスを可能なかぎり保てるようにすることにあります。すでに述べたように、禁戒は社会的行動に関する規則、勧戒は個人的（精神的、生理的）衛生に関する規則です。

禁戒としてパタンジャリは次の五つをあげています。

(1) 非暴力《アヒンサー》――他人や生物を憎んだり傷つけたりしないこと、また、そうした思いをもたないこと。
(2) 正直《サティヤ》――いつわりなく真実を語ること。
(3) 不盗《アステーヤ》――盗みをしないこと、またそうした思いをもたないこと。
(4) 禁欲《ブラフマチャリヤ》――性的行為の自制。
(5) 不貪《アパリグラハ》――自分のものを貯め込んだり、他人の富や所有物をむやみに欲しがらないこと。

また勧戒としては以下の五つをあげています。

(1) 清浄《シャウチャ》――心身の清浄さを保つ。
(2) 満足《サントーシャ》――あらゆることに満足して、不平をもたないこと。
(3) 苦行《タパス》――修行をしていくこと（健康を損なわないようにして）。
(4) 読誦《スヴァーディヤーヤ》――聖典の学習、自己実現に役立つ精神的活動。

(5)最高神への信仰《イーシュヴァラプラニダーナ》——大いなる存在への信仰をもつこと。

では、修行者がこれらの「徳」すなわち誓戒を修養していくうえで、ヨーガはどのように役立つのでしょう。禁戒と勧戒は、たんに盲目的な一時の感情に駆られてではなく、じゅうぶん考慮し確信したうえで受け入れられなければなりません。その際、だれか指導者がついて修行者を助けることになっています。

▽恐れからの解放

生存競争において人間は二つの相反する傾向のあいだで葛藤します。ひとつは動物的状態から脱出しようとする進歩的傾向で、もうひとつはそれを元に引きもどそうとする退行的傾向です。個人の歴史も、そして人類の歴史も、このはてしのない葛藤の歴史以外の何ものでもありません。しかしヒトは「人間」となり、この「人間的」要素を維持してきました。それはひとえに、進歩的傾向がつねに退行的傾向より勝っていたからです。にもかかわらず、精神病の蔓延や、人類の歴史において定期的に起きる戦争や内紛という事態は、人間がいまだに激しい葛藤に揺れ動いていることをあらわしています。人間は何世代も前に脱したかと思えた状態に、ときどき退行してしまうことがあるのです。エーリッヒ・フロム(一九〇〇—一九八〇、ドイツ生まれの精神分析学者、社会学者)は次のように述べています。「〝人間〟の生活は、退行するか進歩するか、つまり動物的状態にもどるか人間的状態になるか、という不可避の選択によって決定される。退行するのはいかなる場合もつらいことであり、必ずや苦しみや精神の病をもたらし、生理的または精神的な死（狂気）を招くことになる。しかし、前進することもまた恐ろしく、つらいものである――恐れや疑いはほんのわずかな部分を占めるにすぎないとわかる地点にたどりつくまでは」。

ヨーガの目的とはまさにこの「恐れからの解放」（アバヤ）であり、それこそは真に発達した人間のただひとつの特徴なのです。『バガヴァッド・ギーター』では、恐れのない状態は「神の財産」の第一かつ最上の資質であるとみなされています。ちなみに非暴力は、神の財産のリストでは十番目に置かれています。エーリッヒ・フロムはその「人間主義的精神分析」理論で、いかに人間が「動物を特徴づけている、自然との基本的一体性から引き離された」と感じているかを示しています。「理性と同時に想像力をもそなえた人間は、自らの孤独や分離、無力さ、無知に気づいている。人間がこのような状態に立ち向かえるのは、本能に支配されたかつての結びつきにとって代わる新たな結びつきを、仲間とのあいだに見出しえた場合のみである」。

▽**愛の力**

人間は欲求不満がもたらすものを、理想主義によって克服しようとします。フロムは理想主義を、「人間に特有の、身体の生理的欲求を超えた欲求を満たすための努力」と定義づけています。「理想主義」には適切なよい解決策になるものもあれば、破壊的な悪しき解決をもたらすものもあります。フロムは人間が「自らの本来の状態と一体化する」ために行なう方法をいくつか述べています。要約すると、それらは服従、支配、愛の三項目に分類されます。服従は人に対する場合もあれば、集団、組織、または神に対する場合もあります。支配とは、他人を「自分の一部」とすることによって、世界の一部（どんなに規模が小さくとも、自分の周囲）に対して力をもとうとします。フロムによれば、服従と支配はともに、他者との関係において見られる大きな特徴です。それらは他者との親密さに対する欲求を満足させはしますが、精神的な強さや自己信頼を与えるものではなく、人は依然、意識的・無意識的な敵意に脅かされます。どれだけ服従しようと、あるいは支配しようと、真のアイデンティティや一体感がもたらされることはなく、そのため人はよりいっそうの服従や支配を求めるようになり、最終的に挫折や崩壊という結果に終わるのです。そうした欲求を満たすものは愛しかありません。というのも、愛とは、誰かまたは何かと一体化することであり、それと同時に「自己の分離性と完全性」を保っていられるからです。愛の中には「分かち合いや共有という体験」があり、「それが人の精神的活動をじゅうぶんに解放」します。「重要なのは愛すること自体のもつ性質であって、愛の対象ではない」ということです。愛は「生産志向であり、同胞に対して、自分自身に対して、自然に対して、活動的で創造的な関係」を結ぶのです。

　大昔から聖者や預言者や哲学者たちは、愛はこの世の多くの苦難に対する万能薬であるとして、その徳を唱えてきました。仏陀はそのことを繰り返し訴え、ナザレのイエスは「汝自身を愛するごとく、汝の隣人を愛せよ」と語りました。しかし残念なことに、愛は一夜にして創造されるものではなく、意識的に生み出さなければなりません。ですからヨーガは、「愛」への第一段階として人が意識的に実践できる行為の第一に、「非暴力」を定めているのです。

▽非暴力

「非暴力《アヒンサー》」の「暴力《ヒンサー》」とはたんなる暴力行為を意味するのではなく、殺そうとしたり傷つけようとする傾向、暴力的になる傾向を指しています。客観的な行為ではなく、主観的な心がまえのことをいっているのです。「非暴力」を唱える『バガヴァッド・ギーター』で、クリシュナがアルジュナに、「戦え、暴力行為をせよ」と要求していることに多くの人は驚くでしょう。また、「汝自身を愛するごとく、汝の隣人を愛せよ」と説き、左の頬を打たれたら右の頬を出せと忠告した預言者が、ユダヤ教会の近くにいた商人を、父なる神の教会の神聖を汚したという理由で鞭打ったことを忘れることはできません。マハートマ・ガンディーでさえ彼の信奉者に、臆病になって逃げるよりも戦って死んでほしいと語りました。単なる客観的な「非暴力」とは、恐れや臆病、あるいは報復できないこと、つまり「思慮分別が勇気より勝っている」ことの結果であるかもしれません。しかしこれはほんとうの「非暴力」とはいえません。なぜなら、そこにはつねに精神のいらだちや憤り（それが「ヒンサー」です）があるからです。筆者のこれまでの観察では、慢性疾患の多くに、このような意識的または潜在意識的に助長された絶え間ない憤りが見られます。どれだけ治療しても——アーサナや浄化法、調気法などのヨーガ的治療を行なってさえも——心の奥底に潜んだこうした憤りに関しては、よい結果をもたらすことは不可能です。同じ暴力でも、このような内なる憤りのないもののほうがはるかにましです。『マハーバーラタ』の中に肉屋のトゥラーダーラの物語があります。それは、ある賢人が、普通の主婦である自分の導師《グル》から、この肉屋から教えを受けるよう命ぜられたという話です。手術をする外科医、屠殺する肉屋、動物を犠牲にする科学者――彼らはみな暴力をふるっています。しかし、彼らには憤りや憎しみ、殺そうとする欲求がないので、臆病者やフラストレーションのある人の非暴力よりも暴力の度合いは低いといえます。私たちはこのことをとくに心にとどめておくべきです。なぜならそれはヨーガ・セラピーと大きな関係があるからです。

禁戒と勧戒は一般に、宗教的ないし社会倫理的な誓約として扱われています。その精神生理学的な重要性は、これまでのところ一般のヨーガの文献でもめったに明らかにされていません。ヨーガは、個人的な改善にかかわるほどには社会的な改善にかかわりません。社会を構成するのは人であり、社会の単位である人間がちゃんとすれば社会は自動的によくなっていく、というのがヨーガの考えだからです。したがって、ヨーガの禁戒および勧戒は、行動を律するためのたんなる道徳規範ではなく、最高の精神的健康を得るための実践的な教えとしてあるのです。その考え方は道徳家のものというよりもむしろ運動のトレーナーのそれに近く、そのアプローチの仕方は今日の臨床心理学の療法とまったく一致しています。

▽ハタ・ヨーガのアプローチ

ハタ・ヨーガの行者は、心の問題を神経生理学の立場からアプローチしてきたといえます。彼らはこの問題を、人間の行動は長期にわたる身体の緊張反応の変化によって決定される、という見地から考えてきました。緊張反応を回復させるために彼らが取り組んだ方法はちょっと変わっています。その方法は長期間を要するやっかいなものにみえますが、彼らによれば、そのほうが安全で確実なのです。しかし、その方法が効果を生むまでは、一定の防衛手段が必要であると彼らは考えました。修行者《サーダカ》はまず社会を離れなければならない、と彼らが主張したのはそのためです。修行者は「俗世間を遠く離れて」マタと呼ばれる隠棲所に行くことになっていました。さらにこの隠棲所は、力強く優しい王子によって統治され、人民が敬虔で慈悲深く、害虫も存在せず、空気の澄んだ、落ち着いた場所に建てられることになっていました。ここでも修行者は一人でいるように、つまり人との利害関係から生じる葛藤から自分を切り離しておくように忠告されます。「行者は政治が正しく、人民が善良で、托鉢して食を得るのが容易で、そして犯罪のない国において、矢の届く範囲に岩や火山や川がない人里離れた場所に庵を結んで住むのがよい」（『ハタ・ヨーガ・プラディーピカー』Ｉ―12）。このように、ヨーガの初期段階の身体的行法の分野であるハタ・ヨーガにおいてさえも、修行者は効果を最大限に確実なものとするため、感情の動きを遮断しようとしていたのです。このようにハタ・ヨーガでは、行者は実際的に――少なくとも当分のあいだ――「世間との関係を断つ」ことを意図していたようです。

▽パタンジャリのアプローチ

しかし、パタンジャリは社会の普通の人々のことも考えに入れていたように思われます。ヨーガの修行を続けていくのに適した雰囲気や気持ちをもたらすために、パタンジャリ、すなわち古代の「八支則《アシュターンガ》のヨーガ」は、禁戒・勧戒を守ることを主張しています。このような習慣が身についてくると、ヨーガの究極的目標である拡大した意識状態を悟るための道も明確なものになってきます。

よい習慣を身につける方法を唱えるにあたって、パタンジャリは意識的な感情の葛藤と無意識的な感情の葛藤とを区別しています。パタンジャリが禁戒・勧戒の遵守が治療になると強調するのは、意識的な感情の葛藤の範囲内においてです。無意識的・潜在意識的におこる葛藤については、パタンジャリはアーサナと調気法を勧めています。この点に関しては次章で述べましょう。

▽禁欲

現代では、こうした誓戒はかなり荒っぽく苛酷なものと感じられるかもしれません。精神的にも肉体的にも健康によくないのではないか、と思う人もいることでしょう。ことにいわゆるフロイト派の人々の中には、誓戒はたんなる抑圧にすぎず、大きな危険をはらんでいるととらえる人もいるようです。とりわけ禁欲という行為は、精神科医や医師からさまざまな批判を加えられてきました。禁欲およびその結果については、著名な大家たちのあいだでもさまざまな対立意見が出されています。長い禁欲によって性腺の健康が損なわれると考える人がいる一方で、性腺は汗腺や涙腺のようなものであり、使わないからといって萎縮するものではなく、自発的な禁欲と健康とは完璧に両立しうると考える人もおおぜいいます。この論争に立ち入ることは私たちの目的ではありませんので、ここではヨーガの見解を述べるにとどめておきましょう。ヨーガでは、性に関する問題のすべては、人々が「ホルモンによる興奮状態の中で、主観的に価値をねじまげている」ため不必要に複雑化している、と考えます。いわゆる異性の肉体の魅力についてはいうまでもありません。そればかりか、性とまったく関係のない対象でさえ、心の働きによって非常に強い性的刺激に変えられます。詩人や芸術家の挑発的な技術によってそれはさらに妙味を増します。クロード・ブラグドンはその著書『あなたのためのヨーガ』(*Yoga for You*)の中で次のように述べています。

過度に負担のかかった人間の性的バッテリー、不自然な性的刺激、性行為の喜びの強烈さ……、こういったもののために人間は自然のリズムをくずし、〝性的問題〟など存在しない動物界のいかなる生物とも異なる状態を創り出してしまった。文明という名の進歩とともに、この問題はますます先鋭化してきている。誇り、恐れ、恥、欲求不満などによる異常な感情状態に加えて、氾濫する性的誘惑、エロティックな本や遊び、アルコール、美食などによって、人は過剰な性欲をかきたてられ、自慰や同性愛、その他の異常な性的行為に至ることがある。そしてこれらの秘密の恥辱にともなって、偽善、嫉妬心、憤りによって性格が分裂し、正常な健康状態や幸福な生活になくてはならない人格の統一を保つのが不可能になる。最初に述べたことをまたここで繰り返すが、人格の統一はヨーガの実践に不可欠である。

人間の場合は他の高等動物とは異なり、性交する機会がないためやむなく禁欲する以外は、性欲が抑えられる期間はない。人間のもつ過剰な性的能力は、ヨーガの基礎となっている古代の秘密の教えによると、自分自身をより高次な存在へ進化させるために用いられるべきなのだが、現状をみると、もっぱら自分自身を満足させるためだけに用いられている。性的快楽に耽るのに妊娠や出産は邪魔になるため、人は妊娠を避けるための巧妙な手段を編み出した。そして、結婚は一種の合法的な売春となり、自制によるバースコントロールはなくなってしまったのである。

ヨーガでは完全な禁欲を「大誓戒《マハーヴラタ》」と呼びます。これは必要な精神的背景をそなえた、感情に惑わされない熱心な求道者に対してのみ意味のある言葉です。その他の人々に対しては、ふたたびクロード・ブラグドンから引用すると、

完全な禁欲は勧められない。なぜなら、性欲が厳格に押さえられると、それは他の方向に流れ、普通に満足しているときよりもっと危険になるからである。誓戒の目的は、人生の創造的な源泉である性を抑圧することではなく、それを手なずけ、支配下に置いて、脳内の〝結婚の部屋〟へと上昇させることにある。したがって、性的快楽に耽る回数を減らし、肉や酒を避け、性行為の

最中を除いては性的なことをけっして考えないようにし、もし性欲や性的な思い、イメージが浮かんできたら、すぐに消し去るようにすべきである。不純な考えはすべて補助的人格の一部であることを認識しなさい。その補助的人格とは、生殖器官を統括し、自分を満足させることのみに熱心で、その方向にあなたを引きずり込もうとするものだ。自分の家の主人たるよう決意することだ。

結婚は愛情をもたらすべきもので、放縦をもたらすものではありません。古代の人々は、現実の性行為よりも夫婦間の愛情の交換――無邪気で抑制された愛のたわむれ――のほうが楽しく幸せなことである、と主張していました。そのような愛情は夫婦の心をつねに満足で満たし、それは家族全体に広がります。一方、性行為の快楽は一時的な満足感をもたらすのみで、憤りや疑いや憎しみを防いだり消してくれたりするものではありません。

▽妄想に対抗する思念

何度も言っておかなければなりませんが、こうした誓戒は強い感情による決意などではありません。誓戒は一時的な感情的高揚の中で決意されるものではなく、心に抱いた目的を達成するために、それがもつ価値や力を理性的に理解し、納得したのちに決意されるものなのです。それでも誘惑はやってくることでしょう。理性的確信と感情的衝動とのあいだでときに激しい葛藤が生じることがあるかもしれません。そのような場合にパタンジャリが強く勧めているのは、「妄想に対抗する思念《プラティパクシャ・バーヴァナー》」をもつ、すなわち無関心という第三の態度をとることによって、そうした感情的衝動の力を抜いてしまうことです。「もし、戒に背こうとする妄想が起こり、戒の実行の妨害となるようなら、その妄想に対抗する思念をなすがよい」（『ヨーガ・スートラ』II―33）。これは、ある人がこのスートラを解釈するように、必ずしも正反対の思念をなすということではありません。激しく憎んでいる相手をすぐに好きになれるはずはありません。スピノザは指摘しています。「あらゆる憎しみは、おそらく愛の縁で震えているため、憎しみよりも愛によっていっそう容易に克服することができる。なぜなら憎しみは仕返しされているという感情によって支えられているからである。さらに、憎むことはまったく自分自身の劣等を認めることである。打ち勝つことを確信している人は、けっして敵を憎まない！　愛によって克服された憎しみは喜んで屈するのである」。

　とはいえ、憎しみを愛で返したり、憎しみを一夜にして愛に変えてしまうことはたいていの人には期待できません。それどころか、そう試みることでかえって心に緊張を強いてしまうことでしょう。しかし、憎しみを愛に変えることはできないかもしれませんが、憎むことは適当なことなのか、心に抱いた高い目標に寄与するものなのか、と少なくとも自分に問いかけることはできます。その答はもちろん「いいえ」だと思います。それでも何度も何度も誘惑が生じるかもしれません。それに耐える最良の方法は、右のような自問を繰り返し行なうことです。パタンジャリのこの句について『ヨーガ・スートラ』の注釈を書いたとされるヴィヤーサも同じように解釈しています。こうして得られた安心ははかり知れないものです。というのも、そのとき私たちは自分が理性的存在であることに気づくからです。

▽煩悩《クレーシャ》と無意識

フロイトのエロス（生の本能）とタナトス（死の本能）という理論はさほど独創的なものではありませんが、しかし彼の初期の著作の背景に照らして見ると、この理論は明らかに新しい意味合いをもっていました。フロイトの第一の驚くべき発見は、人にはみな、自分でコントロールできないもうひとつの人生があるということでした。フロイトは、心の奥底に隠されている恐れや欲望、すなわち無意識的衝動が実際どのように人間の意識的な行動に影響を与えているかを明らかにしたのです。また、実際は無意識によって強要され、決定づけられた行動や意見なのに、人はいかにしてそれを理性的なものと見せようとするか、無意識的衝動から生まれた行為を合理的に解釈し、正当化しようとするかを明らかにしました。この点から見ると、生の本能と死の本能という二つの本能には、たしかに新たな重要性があるといえます。

このようなフロイトの発見によって私たちは、ヨーガで煩悩について――とりわけ貪愛および憎悪について――用いられる、「眠っている」「遮断されている」「おとなしい／無力な」「活発な／抑制されていない」（サンスクリット語でそれぞれ「プラスプタ」「ヴィッチンナ」「タヌ」「ウダーラ」）などの用語の意味するところをより明確に理解することができます。「五煩悩の中で、無明はその他の諸煩悩の田地である。他の諸煩悩は眠っていたり、おとなしかったり、遮断されていたり、活発であったりするが、無明はつねにそれらの田地として存在する」（『ヨーガ・スートラ』II―4）

世間の平均的な人の煩悩は、「遮断されている」状態かあるいは「活発な」状態のいずれかです。心理的にも物理的にも障害がなければ、煩悩は活発にあらわれてくることでしょう。また、遮断されている状態とは、『ヨーガ・スートラ』の初期の注釈者たちによると、ただ一時的な都合のよい原因によるものだと考えられています。ですから、男性が特定の女性を好きになったら、それは他の女性に飽きたということではなくて、彼の感情が一時的にある特定の事例に集中してあらわれた、ということなのです。したがって、彼は将来、都合のよい状況になれば、同じ感情をまた別の女性に向けるかもしれません。

では、そのような状態にある「煩悩《クレーシャ》」とは何でしょうか。クレーシャとは、字義的には「苦悩」または「いらだち」という意味です。フロイト派の概念である両価性《アンビヴァレンス》や潜在意識下の未解決の感情的葛藤の作用を理解すれば、なぜ昔の賢人が煩悩をまったくの苦とみなしたのか、理解することができると思います。これらの煩悩が弱まって無力な状態にあるのは、長いヨーガの修行によって煩悩の激しさを鎮めたヨーガ行者だけでした。そうしたヨーガ行者は煩悩に悩まされることはなくなりましたが、煩悩はそれでもなお存在しており、少なくともやっかいなものでした。

煩悩を完全に除去し、あらゆる感情的な影響から完全に解放されるには、その「種子」を焼きつくさなければなりません。ヨーガによると、この「種子」は自我意識の中にあります。バロウ博士はすぐれた著書『人間の神経症』(*Neurosis of Man*)の中で、自我意識がものごとを対立的な概念に二分していく原因となる経緯を説明しています。この問題に関しては第5章で取り上げます。

「自我意識」といっても、それはもはやたんなる心理的問題ではありません。バロウ博士が説明しているように、何千年にもわたって続いてきた習慣的な物の見方は、人間の感覚を完全に混乱させ、この状態がたえまなく続いたことで、「私」という自我意識はすでに、ひとつの有機的実体、種としての構造パターン、それ自身の神経組織的ないし生理的基盤をそなえた生物学的要素となってしまっています。ですから、「自我意識」という問題に真剣に取り組み、それを修正していかなければ、人間の葛藤は今後もたえまなく続くことでしょう。

すでに述べたように、ヨーガはこの問題に、生理的側面と心理的側面の二面からしっかり取り組むものです。当然、昔から築き上げられたものを元に戻すには長い時間がかかるでしょう。ヴァーシシュタは述べています。「おお、ラーマよ、何百回もの人生を経て習得されたこの世の生活の習慣的な状態は、元通りにするための長期の修習なしには取り除くことができない」(『ヨーガ・ヴァーシシュタ』)。

▽**慈悲喜捨**

であればこそ、古代のヨーガ行者は、修行者のための行動規範を明確に定めたのです。それは修行者を心の動揺からできるかぎり保護するもので、その方法は「心の浄化《チッタプラサーダナ》」と呼ばれます。禁戒・勧戒の他に、ヨーガは「慈悲喜捨の思念《マイトリヤーディパーヴァナー》」という方法を勧めているのです。「慈悲喜捨の思念」は、嫉妬、軽蔑、ねたみ、怒りなど破壊的な感情をすべて避けるよう要求しています。嫉妬心を抱く相手に対しては好意（慈《マイトリー》）をもつように努め、軽蔑しがちな相手に対しては共感や同情（悲《カルナー》）を抱くように努め、ともすれば妬みを抱いてしまう相手に対してはともに喜ぶ気持ち（喜《ムディター》）をもつように努め（以上の三つの態度にはすべて「思いやり」という一語があてはまるかもしれません）、そして最後に、非常に悪意があって人をいらいらさせる性質をもつためにまったく我慢ならないような相手に対しては、無関心（捨《ウペークシャー》）でいるように努め、一緒にいるのを避けなければなりません。

いくら心の持ち方を変えても、同時に身体の生理的基盤のほうも変えていかなければ、人格に驚くべき変化が生じることは期待できません。しかし、心が乱れていれば、いくら身体的修行をしても調和は得られない、というのも真実です。ですから、生活の中で一定の心理状態をやしない、心の平静を保つようにしなければなりません。こうした努力を粘りづよく続けるなら、少なくとも感情的葛藤の中の意識的要素はコントロールされ、徐々に防げるようになるでしょう。身体の構造パターンが私たちの行動をある程度規定するように、行動も身体の構造パターンの発達に影響を与える、というのがヨーガの第一の教義のひとつです。心が身体に与える影響は、身体が心に与える影響よりも、おそらくはるかに大きいといえるでしょう。だからこそヨーガは、正しい心の姿勢を培うことに大きな力点を置いているのです。

第3章　精神生理的メカニズムの再調整

◉身体の精神生理的メカニズム

前章では、身体の緊張の障害である「身体の震え《アンガメジャヤトヴァ》」（『ヨーガ・スートラ』）が病気の主要な引き金となり、その結果、全身の抵抗力が弱まり機能障害が起きること、またヨーガは心理面からどのようにこの問題に取り組んでいくのかを説明しました。本章では、身体面から考えていきましょう。

▽姿勢反応系

意識できるような心の葛藤については、禁戒・勧戒、および「慈悲喜捨の念想」によって対処し、緊張が高まるのを避けることができます。しかし、無意識レベルの葛藤によって引き起こされた緊張に対してはどう対処すべきでしょうか。原因が無意識の領域にあるため、その克服には当然長い時間がかかると考えられます。それでは、心身の破滅を防ぐにはどうしたらいいのでしょうか。ヨーガはこの問題を、最終的には瞑想法によって克服しようとしますが、しかし一方では、現代の生理学的心理学でいわれる「姿勢反応系」(postural substrate) という点からも取り組もうとしています。姿勢反応系とは、身体が普通の興奮状態にあるとき、どのような長期的な動作の変化にもともなってくる緊張運動を指しています。それは、あらゆる瞬間の身体の動きに影響を与えている神経—腺—筋肉、すべての器官の背景となるもので、非常に多くの過程から成っており、その大部分はまだ漠然としかわかっていません。その中でもっともよくわかっているのは骨格筋緊張の過程です。ついで持続性内臓緊張、腺分泌異常の過程が比較的明らかになっています。これらの過程から生じる特定の緊張はすべて、一個人の行動——内的および外的な相動反射(後述)——の特徴に一貫した類似性を与えているのです。

普通、姿勢反応系はどちらかというと流動的な状態にあり、その状態からさまざまなパターンを取りうるものです。しかし、進行性の病気や長引く心の抑圧などの持続性ストレスによって心身のバランスがくずれると、人はしだいに刺激に対して決まりきった硬直した反応を示すようになります。フリーマン博士がその著書『生理学的心理学』(*Physiological Psychology*) の中で述べているように、とりわけ「ある持続的で動機のある刺激が、ちゃんと発散されないとき」、姿勢反応系が永久的に固定されてしまうこともあります。このようなタイプの姿勢の固定によって、「多くの精神病患者が現実との接触を失っている状態を説明することができる」ともフリーマン博士は指摘しています。このように姿勢反応系は、外的および内的（器質的）行動を決定する上で非常に重要な意味をもっているのです。人間の行動パターンが一定の方向に固定してしまうと、決まりきったかたちの〝内受容的緊張〟のパターンが優位となり、〝外受容的相動〟の影響はほとんどなくなります。そうなると、外からどのように説得しても、その人の人生観を変えることはできなくなってしまうでしょう。

▽緊張反射と相動反射

暑さを感じれば涼しい場所を探したり、不快な匂いを感じればそれを避けるように動くというように、私たちは外部・内部の環境の変化を感じとり、それに対して何らかの反応をします。この刺激―応答による運動の発現は神経系により制御されています。単純な反射運動から、大脳皮質の高次の機能が関与する随意的な運動まで、神経―筋肉の複雑なメカニズムが階層的に働いています。アーサナ（ヨーガのポーズ）などの行法のメカニズムを考えるとき、まず二通りの反射様式を理解する必要があります。

身体の反射様式には「相動的」(phasic)なもの（ここでは相動反射と呼びます）と、「緊張性」(tonic)（緊張反射と呼びます）のものがあります。相動反射とは、ある刺激が加わると、それを排除するために局部的に起こる急速な反射です。この反射の全過程はきわめて短時間のうちに行なわれ、生じてはすぐに消えていきます。一方、緊張反射は、筋肉の緊張や姿勢の保持・調節などの持続的な反射です（緊張反射はおもに姿勢に関係しているため、姿勢反射ともいわれますが、姿勢の調節にはその他に平衡反射も数多く関わっているので、この表現は適切とはいえません)。ここで大切なのは、相動反射は運動に関与しており、緊張反射よりも目につきやすいものですが、相動反射の基礎を形成しているのは実際には緊張反射である、ということです。つまり、相動反射では瞬間的な刺激を排除するために一時的な身体の調整が行なわれるのですが、緊張反射は、より持続的で拡散的なタイプの調整で、相動反射の土台としての役割をはたすことによって、身体の活動に一定の継続性をもたらします。この二つの反射は相容れない反射なのか、それともひとつの連続的な段階における両極端の状態なのか、まだ完全にはわかっていません。しかし、緊張反射、相動反射はそれぞれ受容器(刺激を受け取り、神経インパルスに置き換える)、調整体(受容器で生じた興奮を統合・変換し効果器に伝える。求心性神経、遠心性神経、中枢神経など)、効果器(神経インパルスを受けて応答運動を起こす末梢組織。骨格筋など)を介して、異なる反射をすることがわかっています。効果器はこの二つの反射にいくぶん共通しています。

相動反射は錐体路系(延髄の錐体を通過する運動神経路で、意識的な骨格筋の運動をつかさどる)、緊張反射は錐体外路系(錐体を通過しない運動神経路で、不確実な姿勢の調整や筋肉の緊張など、無意識的な骨格筋の働きをつかさどる)に支配されます。筋肉の緊張のバランスに関係があるのは、小脳、被蓋、視床、線条体です。これらは姿勢反射の制御においても同様の役割をはたしています。

シェリントン(英国の生理学者、一八五七~一九五二)、ボニエ(フランスの臨床医、一八六一~一九一八)らが指摘しているように、この二種類の反応に関わる受容器もそれぞれ異なっています。これらは解剖学的な位置の違い、また刺激の発生源の違いによって分類されます。受容器は、おおまかに(1)外受容器、(2)内受容器の二つに分けられます。外受容器は身体の表面にあり、外界からの刺激を受け取ります。外受容器には目、耳、鼻、口、皮膚などの感覚終末器官が含まれます。一方、内受容器は身体の組織の深部にあって、組織自身の働きかけによる刺激、つまり体内からの刺激を受け取ります。内受容器には筋肉、腱、関節、内臓、三半規管内の感覚終末器官が含まれます。*

*目、耳、鼻はときどき「遠隔受容器」と呼ばれ、「外受容器」という用語は皮膚に対してのみ用いられることがあります。また、のちに「固有受容器」や「固有受容」といった用語に触れる場合のことを考えて、ここでその分類をしておくと、固有受容器は筋肉、腱、迷路の感覚終末器官に対して用いられる用語です。「内受容器」は内臓の感覚終末器官に対してのみ用いられることもありますが、前者のおおまかな分類のほうがより便利です。

普通、外受容器が相動反射を引き起こしているあいだ、内受容器は緊張反射を高めます。この二種類の受容器が特定の反射パターンに対して、どのように相互影響をおよぼすかが非常に重要です。緊張内受容器の調整は相動外受容器の調整の前に起こり、後者を持続させます。外受容器からのインパルスは、運動単位（運動神経細胞（運動ニューロン）と、それに支配される骨格筋線維）に影響をおよぼしますが、その運動単位は、すでに関連のある筋肉から生じてきた内受容器からのインパルスの影響下にあるのです。内受容器は、筋肉を支配する運動神経と密接につながっています。したがって「筋肉行動」という場合、相動外受容性のインパルスだけが目に見える反応を引き起こし、その反応は、時間、位相、方向において優勢である固有受容性の隠れた影響と調和したかたちで起こります。つまり、反応の最終的な影響は緊張性インパルスによって作られた背景にしたがって変化するのです。

外受容器からのインパルス（外受容性インパルス）は、明らかに内受容器からのインパルス（内受容性インパルス）より強く、また、外界の刺激を受けるのとほとんど同時に起こるので、運動神経の領域においてはどんなに瞬間的でも「フルに放電」することができます。しかし、これは内受容器の助けなしには起こりません。したがって筋肉がその緊張を失うと、外受容性インパルスは反応をほとんど、あるいはまったく引き起こさなくなります。輪ゴムを引っ張ると、どんなに小さな圧力に対しても力強く反応しますが、引っ張られていないときは圧力に対してほとんど反応しません。筋肉もそれと同様です。

内受容性インパルスは、たんに外受容性インパルスを維持するだけでなく、抑制もして、その効力を決定します。ですから、筋肉が興奮性ではなく抑制性の内受容性インパルスの支配を受けると、外受容性インパルスは何の反応も引き起こさなくなります。

内受容器が相動反射に与えるこうした影響は、延髄レベルで統合される反射においていっそうはっきり見られます。心臓の鼓動や呼吸は、おもに内受容性の緊張反射によって制御されています。外受容性インパルスは、非常に限られた範囲でしか生命活動に影響をおよぼしていません。突然顔に冷たい水がかかると、わずかのあいだ息が止まることがありますが、それはほんの一瞬のことです。痛みに対する反射についても同じことがいえます。痛みが予想されている場合、外受容性インパルスは、痛みが予想されていないときとは異なる反射準備状態にある神経組織につながります。ですから、そこには典型的な「飛び上がるような驚き」は起こりません。

しかし、この相動反射と緊張反射の二つの反射系は相互に関係があると考えられ、それぞれはひとつの統合された反射の一部分を形成しています。行動のどんな一断面も相動反射によって構成され、相動反射は身体の他の部分における緊張反射によって支持され、維持されます。緊張反射の準備は発展して相動反射になり、相動反射の残りの部分は緊張反射を準備するのに役立つと考えられます。この二つの反射は最初と最後に、大脳皮質の運動野、脊髄で出会います。他の場所では、一方の反射の影響がもう一方の反射に選択的に働きかけられないため、出会うことはありません。外界からのたえまない刺激によって起こるさまざまな反射は、次の事実にもとづいてのみ説明できます。すなわち、各相動反射は厳密には相動的なものではなくて、緊張反射に基礎をおくものである、という事実です。

▽ヨーガ行法と緊張反射

ヨーガ行法の見地からいうと、私たちにいっそう関わりがあるのは、緊張反射のさらに進んだ面と、それによる――行動の決定因子としての重要性をそなえた――「姿勢反応系」の形成です。どんな障害を治療するにも、前述したように、緊張性―内受容系の点からその人の本質的な姿勢反応系と取り組まなければなりません。激しい体操や運動などによる筋肉の相動的な収縮は、内受容系にはほとんど影響をもたらしません。緊張性収縮のほうがはるかにエネルギーの節約になるということに注目すべきです。事実、動作中に相動反射を支持する姿勢反応系が適切な状態になければ、高い代謝が必要となります。とりわけ心身の緊張をともなう神経症の場合にはこのことがあてはまるので、神経症患者はつねに疲労感を訴えます。このとき、このような慢性疾患においてホメオスタシスを維持するために利用される唯一の反応が、緊張性収縮です。健康な人の場合でも、緊張反射の変化はかなりゆっくりとしたものです。反射はまったく鈍く、徐々に最大の有効性に達し、ゆっくりと低下していきます。ですから、最初にこの緊張反射という「共通基盤」に注意を向けることは、健康な人に対しても有益であるといえましょう。

以上、生体の精神生理学的行動において緊張系がはたす重要な役割について述べてきましたが、姿勢の維持・制御に関わる反射はその他にもあり、とりわけ局在性平衡反応、体節性平衡反応、汎在性平衡反応は無視できません（ここでは、これらの説明は省きます）。筋肉の緊張の変化を記録する固有受容性の神経―筋紡錘、神経―腱紡錘のことはさておき、目、耳（内耳迷路も含む）、また皮膚もある程度は、非常に複雑な姿勢の反射メカニズムにおいて役割をはたしています。これらの受容器からのインパルスは中枢神経系に伝わって調整されます。この過程に重要な役割をはたしているのは、大脳皮質、小脳、赤核、および前庭神経核です。この複雑なメカニズムについては、次頁の図をごらんください。

このようにヨーガ行法は内受容性緊張反射に直接取り組み、規則正しい実践によって心理的にも生理的にも行動全体に有益な影響を与えていきます。では、ヨーガ行法は緊張反射という「共通基盤」にどのように取り組んでいくのでしょうか。

緊張反射と相動反射の概略図

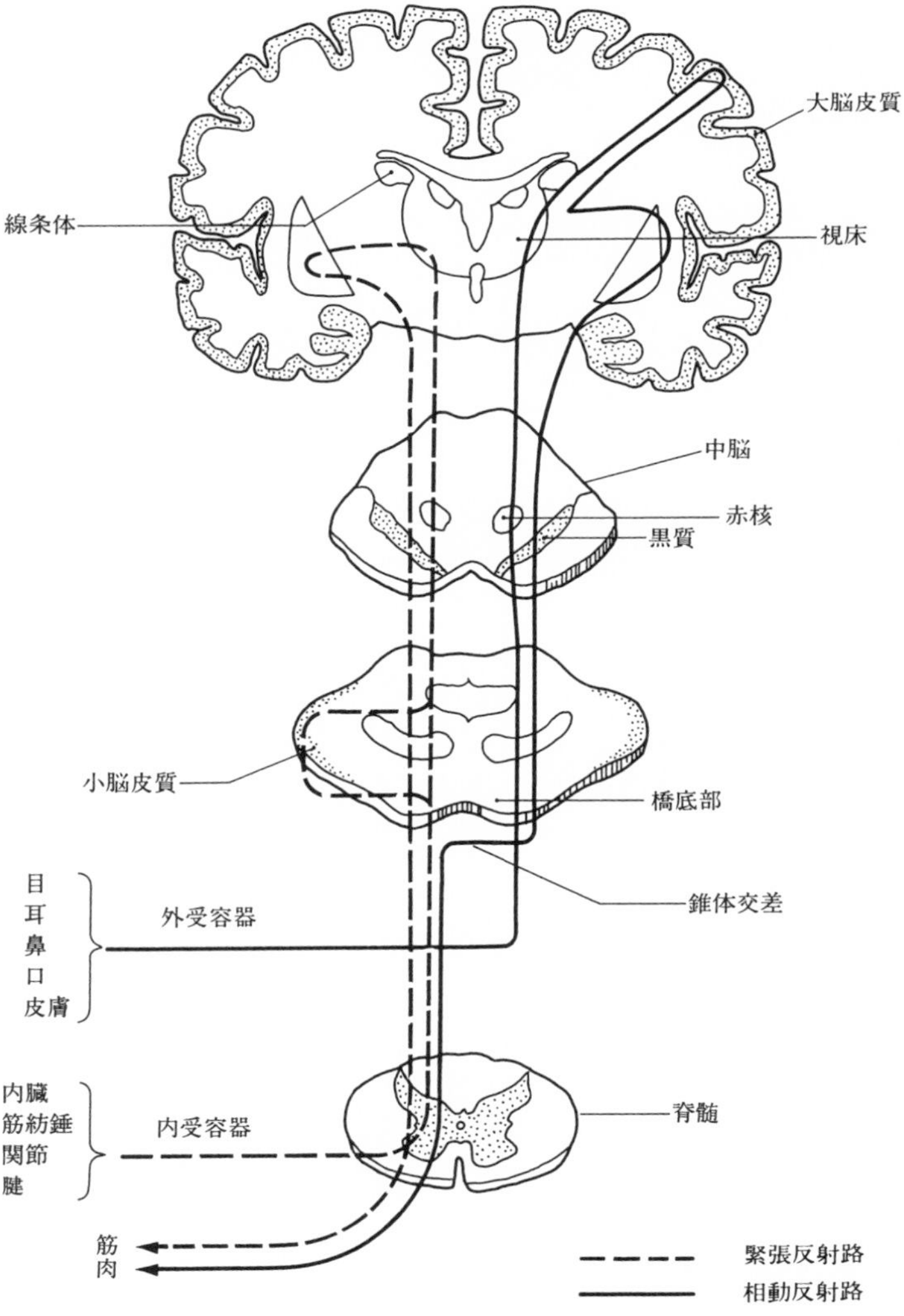

そのために用いられる行法は、大きく(1)アーサナ、(2)ムドラーとバンダ、(3)調気法《プラーナーヤーマ》の三つに分けられます。各行法の範囲、領域は広く変化に富んでいます。したがって、これらの行法を現代科学の観点から手短に分析することは非常に困難です。ここでは、そのおおまかな原理と、これらの行法が病気の治療において――正しく用いられた場合に――占める特別な位置について考えていきます

◉アーサナ

アーサナとは身体の「姿勢、体位」を意味します。ですから、アーサナはけっして運動としてではなく、姿勢としてとらえ、行なわなければなりません。さらに、アーサナの生理的効果は、運動の生理学である運動学の原理にもとづくのではなく、姿勢の特徴である静的緊張反射の原理にもとづいて考えなければなりません。

動くことが根深い習慣になっている私たちは、身体訓練《エクササイズ》とは激しい活動や運動でなければならないと思い込んでおり、アーサナについてもそうした観点から考えがちです。一般の人だけでなく、ヨーガ・セラピーのいわゆる専門家でさえ、アーサナをたんなる筋肉の運動とみなし、動く部分を強調しすぎています。公衆の前でなされるアーサナのデモンストレーションは時間が限られており、また軽快さと優美さを誇示しようとするせいか、たいてい矢継ぎばやに行なわれます。そして、そこにはたいてい、真の「ヨーガ」であるなら細心に避けなければならない、ぎくしゃくとした動きや、跳んだ

りはねたりするような要素が見受けられます。

安定した姿勢とは〈神経―筋肉〉の活動の停止を意味するのではない、ということは理解しておく必要があります。シェリントンはその著書『神経系の統合的活動』(*Integrative Action of Nervous System*)で次のように指摘しています。「動作の遂行についてと同様に、姿勢の維持のためにも、神経支配と筋肉の協調作用がじゅうぶんに要求される」。表面的には、姿勢の維持にともなう緊張反射と平衡反射は、動作にともなう相動反射よりも、その収縮の度合いが小さいように見えるかもしれません。しかし、この二つの反射の違いはたんに収縮の度合いの差だけにあるのではありません。それぞれ異なった神経基盤があり、それらは最高の神経器官である脳にまで伸びています。ですから、アーサナのみならず他のすべてのヨーガ行法においても、「緊張性―内受容性インパルス」のほうが重視されています。そのほうがエネルギーの節約になるばかりでなく、すでに指摘したように、人間の行動に対して精神生理学的に非常に深い影響を与えるからです。

しかし、そうした効果を得るには、ちゃんとした方法でアーサナを行なう必要があります。ここで、この問題についての二人の先達、すなわちパタンジャリとその注釈者であるヴィヤーサをやや詳しく引用してみましょう。

パタンジャリは、彼独特の簡潔ながら説得力のある仕方で、三つの短いスートラ(経文)にアーサナの原理を述べています。すなわちアーサナの目的方法、効果を次のように示しているのです。

(1)坐り方は、安定した快適なものでなければならない。
(2)安定した快適な坐り方をするには、緊張をゆるめ、心を無辺なものに合一させなければならない。
(3)そのとき、行者はもはや対立する状況に悩まされることはない。

（『ヨーガ・スートラ』II―46〜48）

▽アーサナの目的

第一の句はアーサナの一般的な目的、すなわちアーサナとは安定と快適感をもたらすものである、ということを述べています。ここで言われている「安定」とは、たんなる姿勢の安定ではなく、心身全体の安定のことです。つまり心と身体の両方が安定して働かなければならず、それが快適感をもたらすのです。この句は、「アーサナは容易で安定したものである」と誤って訳されることがあり、そのような誤訳を根拠に、「簡単にでき、しかも安定して保持できるものならどんなアーサナでもかまわない」という人がいます。もしそうであれば、おそらく眠ることが最良のアーサナだということになってしまうでしょう。もっとも容易で安定している行為は眠りだからです。また、パタンジャリはここでは瞑想の坐法のことだけしか考えておらず、どんな瞑想においても、倒れないようにして楽に心地よく坐るだけでじゅうぶんである、ということを彼は言いたいのだ、と考える人もいます。もしそうだとすれば、パタンジャリは、すべての瞑想の坐法に共通している大変重要な特徴をはっきりと示すべきでした。すなわち、胴体、頭、首をまっすぐにし、バランスよく保つことです。しかし、パタンジャリはこれについては述べていません。そうでないことは、『ヨーガ・スートラ』を初めて注解した偉大なヴィヤーサも認めています。すなわち、彼は複雑なものから「容易」なものまで十二のアーサナの例をあげており、そこには瞑想のためのものではないアーサナも含まれているのです。また、彼は第二の句についての注釈で、アーサナの目的は「身体の震え」すなわち身体の緊張リズムの阻害による内面的な不安定さを抑えることであると述べています。ヨーガはこの「身体の震え」があらゆる「障害」にともなう、と考えているのです（『ヨーガ・スートラ』I—31）。この「身体の震え」が長期間続けば、すでに述べたように、異常に固定され硬直した「姿勢反応系」ができてしまいます。スヴァートマーラーマも『ハタ・ヨーガ・プラディーピカー』でこの句を解釈して、アーサナとは「心身の安定と健康、手足の軽快をもたらすもの」と定義しています。これはパタンジャリが、アーサナとは安定した快適なもの、と主張したのと同じです。また、その効果についても、しばしば引用される「アーサナによって不安定さを克服できる」という文と一致しています。

▽アーサナの方法と効果

続く二つの句は、すでに述べたような結果を得るためにはどのようにアーサナを行なえばよいのか、また、そのような方法を用いたときにどういうことが起こるのか、を説明するものです。専門家はえてして懸命に努力してアーサナを行じるよう教えますが、奇妙なことにパタンジャリは、「力を抜くことによって最高の結果が得られる」と明確に述べています。すなわち、緊張をゆるめるようにアーサナを行ない、さらに、無辺なものへ精神を集中させるようにするのです。それと同時に、無辺なものの中の自分自身を認識するようにします。ただ緊張をゆるめるようにアーサナを行ないなさいと主張する人は多くいますが、アーサナをより効果的なものにするこのような指導をする人はめったにいません。神経生理学的見地から見てもこの方法は大変重要なので、パタンジャリの言葉と比較しながら解説していきましょう。

　パタンジャリは、自分の言うとおりアーサナを正しく行じるなら、「二つの対立物のあいだに衝突のない状況」がもたらされる、と主張しています。では、この二つの対立物とは何でしょうか。ヴィヤーサは注釈書の中でこれらの句を最初に取り上げ、アーサナは「身体の震え」すなわち身体の緊張リズムの障害を抑えることをめざしていると述べていますが、「対立《ドヴァンドヴァ》」という言葉については、寒―熱や快―不快といったインド哲学によく出てくるような一般的な説明しかしていません。しかしこれは、今問題にしている「身体の震え」とはまったく関係のないことです。とはいっても、アーサナを行なっても寒熱などに無関心でいられるようにはなれない、ということではありません。そうした能力は長期間の修行の末、制感《プラティヤーハーラ》以上の段階になって得られるものなのです。これは精神生理学的な事実で、私たちの研究所でも数々の実験結果を得ています。しかしそうした結果は、アーサナだけで生じるものではありません。さらに、ここで問題になっている課題が「身体の震え」と取り組むものである以上、第三の句も「身体の震え」に大いに関係があるのは当然です。こうした観点から見てみると、いかに「身体の震え」から解放されるのかについて、パタンジャリ自身がすばらしい説明をしているのがわかります。

パタンジャリは、緊張リズムの阻害である「身体の震え」は、二つの相反する神経インパルス——彼の言葉を借りればプラーナのインパルス——の衝突や不調和、相互交流の欠如によるものである、と明確に述べています。そして、アーサナを彼が示した方法で正しく行じれば、不調和が収まり、「身体の震え」が克服されるので、〈神経—筋肉〉の緊張をはじめ、すべての生体組織が回復して調和のとれた働きをするようになる、と明言しています。

さて、神経インパルスには促進性と抑制性の二種類があります。緊張性インパルスも例外ではありません。筋肉の場合も、ひとつの関節を相反する方向に動かそうとする筋があり、そこにはいわゆる「相反神経支配」があります。これは、ある神経が支配する筋肉に収縮するようなインパルスを送るとき、反対側の筋肉を支配する神経はそれに比例してその筋肉にリラックスするよう、またそれを穏やかな方法で受け入れるようなインパルスを送る働きです。これによって関節の屈伸が可能になるのです。このような相反する機能は全身のあらゆる組織に見られ、心身のなめらかで調和のとれた働きを可能にしています。パタンジャリが「対立」という言葉で説明しようとしていたのは、このような体内の相反する機能のことで、彼の指示どおりに正しくアーサナを行じるなら、相反する機能のあいだに不調和はなくなり、心身の機能にふたたび調和が戻ってくるのです。このように、「対立」という言葉は外界の「対立」だけでなく、体内の対立をも意味しているのです。

▽神経―筋肉の機能と姿勢反射

では、それがどのように現代の神経生理学の知見と一致しているのでしょうか。シェリントン、マグナス、ド・クラインらは、中枢神経系にさまざまな障害をもつ動物や患者の姿勢反射の異常を分析・研究し、その結果、〈神経―筋肉〉系の機能に関する数多くの新事実が明らかになりました。それは――

(1)運動障害はおもに、通常は中枢神経系の上位中枢によって抑制される「原始的」で広範な姿勢および運動パターンが、疾患によって制御されなくなることによるものである。

(2)筋肉はその協調活動パターンによって、「制御する筋肉」「維持する筋肉」「ゆるめる筋肉」という三つのグループに分けられ、こうしたパターンは系統発生的にみても個体発生的にみても(すなわち種ないし個体の進化という観点からみて)古い段階のものである。

(3)随意運動の大部分は自動的かつ無意識的に起きるが、これは、随意運動をともなう身体のさまざまの部分での姿勢調整についてとりわけあてはまる。

(4)中枢神経系の統合下位中枢が姿勢保持や平衡をつかさどる。これらの統合中枢は、延髄、橋《きょう》、中脳(以上の三つ及び間脳を合わせて脳幹という)、小脳、基底核にあり、これらが上位中枢――とりわけ大脳新皮質――からの抑制的影響を受けなくなると、異常な姿勢反射が起こる。このとき姿勢は典型的なパターンを示し、影響下にあるすべての筋肉に――ときには全身に――影響をおよぼす。

これら大脳新皮質下レベルで統合された一群の姿勢反射の結果起こる運動反応は、「基本運動」(Principal Motility) と呼ばれます。これらの反射は障害のない完全な人間の場合には観察されません。なぜなら、上位中枢の活動によって、これらの運動反応はより分化した複雑なパターンへと大きく変化するからです。個々の姿勢反射の研究から、中枢神経系に障害をもつ患者の動作を分析することが可能になり、一定の明確な反応パターンがいかにある単一の姿勢反射の支配を受けているかがわかるでしょう。それほど重症ではない場合は、典型的な緊張反射パターンの形跡だけが観察されます。このときその反射を適切に引き出すことはできませんが、受動的な運動をしているときの筋肉の抵抗を調べると、緊張の配分や程度の変化における影響がわかります。

姿勢反射が筋肉緊張の制御や配分に重要な役割をはたしている、ということはしっかり覚えておく必要があります。また、姿勢反射の大部分は、筋肉、関節、腱にある感覚終末器官や内耳迷路(これらは合わせて固有受容器といいます)への刺激によって起こります。このことはすべての動物にあてはまりますが、人間の場合に注目すべきことは、進化の過程で立ったり歩いたりといった直立姿勢を維持するようになり、また、腕や手による複雑な動きをするようになったため、大脳新皮質が発達し、皮質下の中枢の活動は大きく抑制されて、背景に退けられてしまったことです。ですから、サル目以下の動物は下位中枢(視床を含む)の上位に障害があっても、四本足で立っているときは筋肉の配分が正常に保たれ、歩くことも可能ですが、サルや人間が同じ障害をもった場合は、異常な姿勢を余儀なくされて、歩くことがまったく不可能になります。

中枢神経系断面図

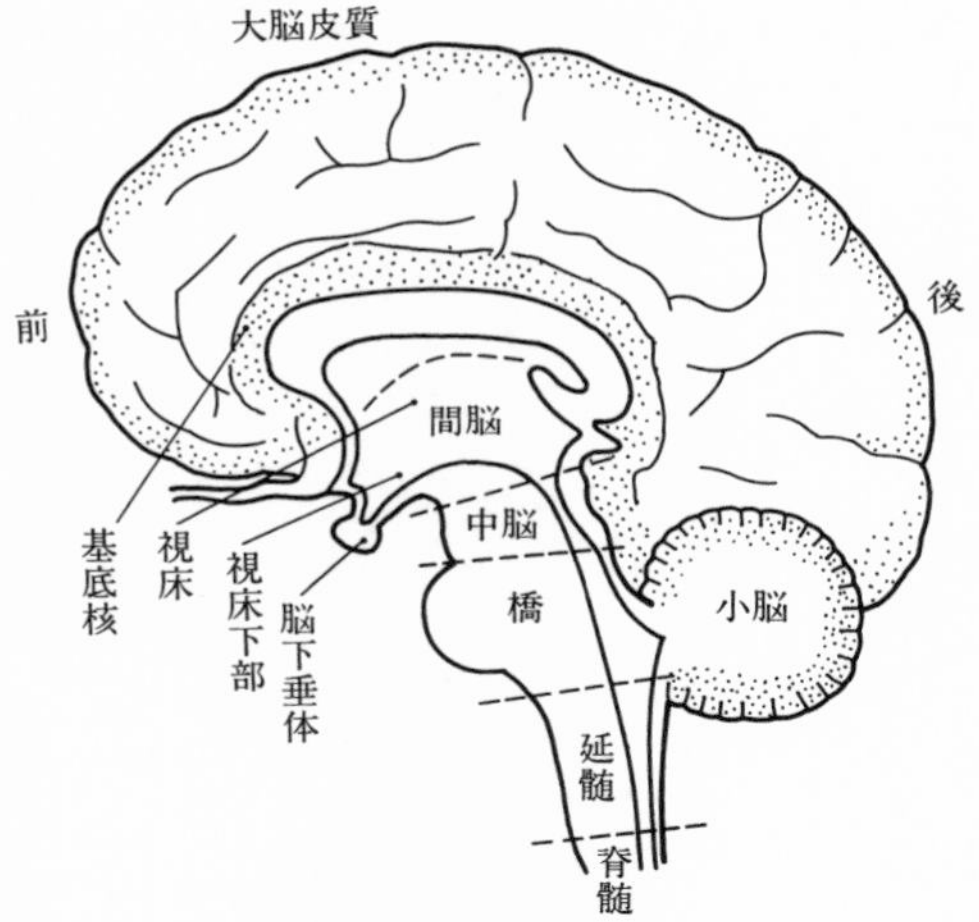

こうした観察から次のことが明らかになります。

(1)筋肉の緊張の程度やその配分の大部分は、姿勢反射によって調節される。

(2)これらの姿勢反射は、おもに延髄、橋、小脳、中脳、基底核によって統合される。

(3)これらの中枢によって統合される姿勢パターンは、系統発生的にも個体発生的にも古い段階のものである。

(4)サル目以下の動物は、視床より上位に障害があっても、姿勢を正常に保って歩くことができるが、同じ障害をもつサルや人間は歩けず、異常な姿勢をとる。これはサルや人間が大脳新皮質の活動に完全に依存していることをあらわしている。

以上の結論として、次のことがいえるでしょう。

(1)中枢神経系に障害をもたない完全に健康な人の場合、緊張リズムの障害は、おもに大脳新皮質などの上位中枢の誤った抑制作用によるものである。
(2)緊張リズムの調和を取り戻すには、上位中枢の下位姿勢統合中枢に対する抑制的制御をゆるめるようにする（ここで述べられている下位中枢、上位中枢は脳の中枢のみを指す。上位中枢は大脳新皮質にあり、下位中枢は大脳皮質下にある)。
(3)下位中枢を自由に働かせる姿勢反射は、通常、(中枢神経系のさまざまな障害に観察されるように)下位中枢が上位中枢の抑制的制御から解放されるときにあらわれる。人間にかぎっていえば、これらのパターンは「異常」で、系統発生的にも個体発生的にも古い段階のものである。

▽無辺なものとの合一

以上の点から、アーサナに見られる風変わりな姿勢の原理、また、それを行なうときになぜ力を抜くようにするのかが説明できます。さらに、いったん身体を固定して姿勢を保持したら、なぜすべての集中をそこから無辺なものへと向けなければならないか、またそれをどう行なえばよいのか、ということについても説明が可能です。努力することは上位中枢の活動です。いま下位中枢が自由に活動できるようにするためには、その努力こそやめなければなりません。努力が取り除かれても、普通でない姿勢をとっているという意識が残っているなら、それは確実に上位中枢からの干渉を受けています。ですからパタンジャリは、完成した姿勢に心を向けないで、何か他の場所に心を向けるよう、つまり「心を無辺なものに合一させる」ようにと説いているのです。しかし、なぜ他のことでなく「無辺なもの」でなければならないのか、と疑問に思う人がいることでしょう。その理由は第一に、他のどんな思いも感情的な影響をもたらしやすく、すぐに上位中枢から下位中枢に影響を与えてしまうからです。第二に、「心を無辺なものに合一させる」こと自体がリラックスするのに役立つからです。この過程は「大洋／大湖の瞑想」とも呼ばれます。そうしている間、自分はリラックスして広い海の表面に浮かんでいる、いや、自分は大洋のさざなみ、大洋そのものになって波打っている、と感じるからです。これが神秘主義の文献でいわれている「大洋感覚」(oceanic feeling)です。このような瞑想を試みてみるなら、それがどれほどリラックスをもたらしてくれるかがわかります。

以上のことから、次のような結論を導き出すことができます。

(1)アーサナは本来、「身体の震え」すなわち身体の緊張リズムの障害を克服し、心身全体の働きに調和を取り戻させようとするものである。

(2)アーサナはたんなるポーズではなく、ある一定の姿勢パターンであり、系統発生的にも個体発生的にも下位の古い段階に属しているため、それ自体はむしろ奇妙な形であり「異常」に見える場合もある。アーサナの多くには、動物や鳥、は虫類などの名前がついていて、それらの形をまねしている。またその他に、胎児、幼児などの初期の発達段階をあらわすアーサナもある。

(3)アーサナは、統合をつかさどる下位中枢ができるだけ自由に働くようにするために行なわれる。したがって、効果の点からみると、アーサナの姿勢こそが非常に重要である。アーサナは、下位中枢の働きによって身体に本来の正常なバランスを取り戻させるという目的のために編みだされたものである。

(4)この目的のためには、最小限の努力で、すなわちリラックスして、完成した姿勢を維持することが必要である。これを可能にする最善の方法は、姿勢に心を向けず、何か他のもの、なるべくなら、パタンジャリが指摘するように、無辺なものに思いを向けるようにすることである。もうひとつの方法は、「大洋感覚」をもつようにすることである。その当然の結果として、心身がリラックスするばかりでなく、容易に「私」という表面的な人格を超えることができるようになる。

また、アーサナを行なう場合は、いわゆる「プラーナへの精神集中《プラーナダーラナー》」を行なう必要があるとする流派もあります。どのようにするかというと、鼻の中を流れる息の出入りを鼻の中の一部分で感じとるのです。初めはおもに鼻先で感じるようにします。息を吸うときは冷たく、息を吐くときは温かく感じます。このとき、呼吸を少し深くリズミカルにすると、いっそう確実にリラックスでき、またアーサナによって原初的な緊張性インパルスが自由に働きだすのです。

アーサナを正確に行なうことは、最初のうちはむずかしいかもしれません。そのような場合、無理に曲げたり伸ばしたりしないようにしてください。できるだけ気持ちよくリラックスした状態で、完成した姿勢に近づけるようにしていきましょう。そうすれば身体はゆっくりと気持ちよく曲がっていきます。このとき痛みを感じても、それは心地よいものであることと思います。しかし、心地よい痛みであっても、そんなことは忘れて、ちょうど普通に坐ったり、立ったり、リラックスして横になるときのように、できるだけ楽にアーサナを行なってください。たいていの場合、人は自分がどのように坐っているのか、あるいは立っているのか忘れているものですが、アーサナの姿勢を保つときもそうあるべきです。この「忘却」を達成するコツは前段に述べましたが、それは否定的なものではなく、心身に最大限のくつろぎを与える非常に効果的なものなのです。

今日、アーサナは一般に、本書のようなやり方では行なわれていないことが多いようです。過去を振り返ってみれば、私たち自身もこれまで述べたような点を明確に提示してきたかというと、心もとないものがあります。ですから、本書で私たちはこれまでの経験や考察にもとづいて、自分たちの見解をよりよいものしていかなければと思っています。人間とはまちがいを認めて、進歩していくものです。それほど完璧にアーサナを行なわなくても、よい結果がもたらされるため、ヨーガは受け入れられてきました。不完全に行なっても大変有益であるなら、正しい理解と方法で行なえば、それはどんなにか有益なことでしょう。

何を始める場合でも、それに何を期待できるのかは知っておくべきです。いやそれどころか、その効果が実際どんな仕組で起きるのか、希望する効果を引き出すためにいかにその仕組を正しく働かせるべきかも理解しておく必要があります。知識や準備なしで物事を始めるなら、多くの場合、その結果は成り行きまかせにしかなりません。たいていは思いがけない危険に直面することになるでしょう。

判断の誤りやまちがった期待のあるところには必ず、危険や失望が待ち受けています。たとえば、一般の人だけにかぎらず、医者からさえも、アーサナを練習している際に捻挫や結合組織炎、軽い骨折が起こった、という苦情を聞くことがあります。ノウハウを知らなかったばかりに、なんら恩恵をこうむることなく、不必要な心配やトラブルに陥り、そのためにまた貴重なお金や時間を費やしてしまうことになります。こうして、一部の向こう見ずな人々の度の過ぎた情熱や無分別のおかげで、ヨーガ全体が非難を受けることになってしまうのです。

▽**身体訓練**

アーサナは「身体訓練《エクササイズ》」であるともいわれます。アーサナはほんとうに身体訓練なのか、また身体訓練であるとしたら、いったいそれはどのような種類のものなのかを考えてみる必要があるでしょう。しかし、まずは身体訓練とはそもそも何なのかを明らかにしたほうがいいと思います。

一般に「身体訓練」と聞いて心に浮かぶのは、ウォーキングやランニングや、球技のようなレクリエーション的なものではなく、身体の外側の筋肉を順次鍛えていく「筋肉体操」のようなものでしょう。このような筋肉体操は普通、ダンベルやバーベルなどを用いて段階的な抵抗を作り、それに対するかたちで行なわれます。現在、こうした「筋肉体操」はほとんどの体育において普及しており、筋力をつけるだけでなく健康にもよい理想的な肉体トレーニングとして受け入れられています。モリモリの骨格筋が体力を増進させ、強健さを保証すると考えられているのです。しかし、運動選手や曲芸師や「力持ち」の多くが何らかの急性疾患や慢性疾患を患っている、ということは知っておくべきでしょう。その他に、古代の武具を用いて機敏な運きを専門的に鍛える体育があります。これは心身の敏捷性や機敏さを培うだけでなく、自由で「自然な」動きが調和のとれた骨格筋の発達をうながし、安定した健康を保証するものであるといわれています。マラ・カンバ(地面に立てた木製の柱)、カレラ(木製のバット状のもの)などを用いたインドの伝統的な体操には、このような動きが見られます。これらの体操には力づくの無理な動きも少なく、リズミカルで全身的な運動になっています。

生理学的に有益とされる運動のなかで筋肉を規則正しく合理的に使うことは、もちろん健康に役立つことでしょう。しかし、局部的な影響しか与えないような筋肉運動では、こうした結果は得られません。健康のためには、筋肉の働きは生理学的にも衛生学的にも正しいものでなくてはなりません。すなわち、そのような筋肉の運動は、たんなる筋肉の鍛錬や機敏さや技術のためというよりも、全身の機能を促進させるために考えられた、よく調和したリズミカルな動きで構成されているべきなのです。このように生理学的に健全で体系的な体操は、正式には「健康体操」(hygienic exercise)とよばれており、普通の体操や激しい運動とはまったく別のものです。一般人にとって必要なのは、この「健康体操」なのです。スポーツや運動の分野で活躍したいと思っている人にとっても、この体操はスタミナと効率全般に恩恵をもたらし、目的を達成するために必ず役に立つことでしょう。

次頁に示すのは、今日はやっているさまざまなタイプの運動の大まかな分類です。

この分類は、必ずこうでなければならないというものではありません。複数のカテゴリーにまたが

運動の系統図

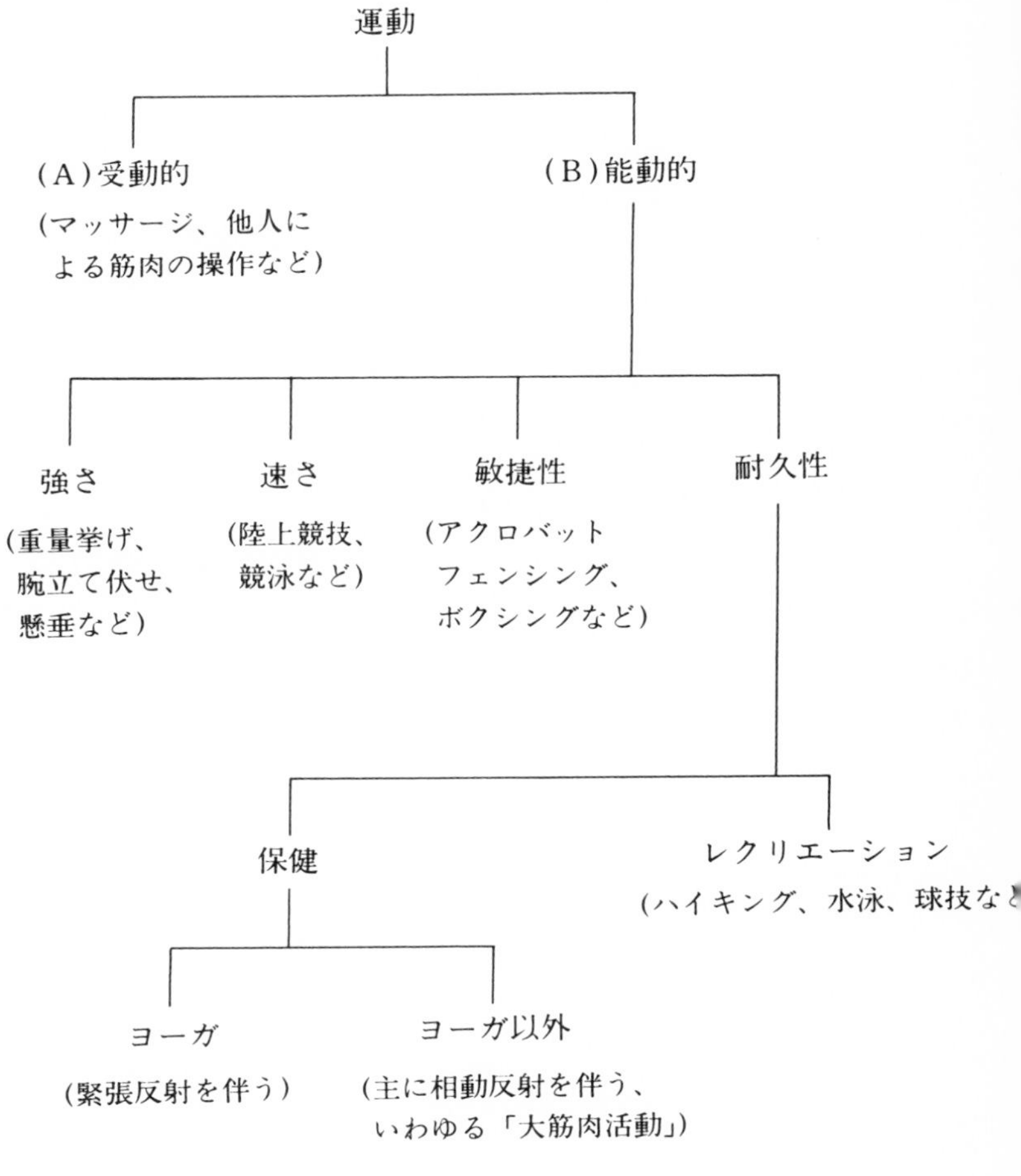
運動
(A)受動的
(マッサージ、他人による筋肉の操作など)
(B)能動的
強さ
(重量挙げ、腕立て伏せ、懸垂など)
速さ
(陸上競技、競泳など)
敏捷性
(アクロバット
フェンシング、
ボクシングなど)
耐久性
保健
レクリエーション
(ハイキング、水泳、球技な
ヨーガ
(緊張反射を伴う)
ヨーガ以外
(主に相動反射を伴う、
いわゆる「大筋肉活動」)

るような運動も数多くあることでしょう。たとえば、速度の運動は第一に速さを目的としますが、かなりの強さと敏捷性も必要とします。同じように敏捷性の運動も、おもに目などの感覚器官や、いくつかの筋肉群を同時にこまかく瞬間的に動かすトレーニングに集中しますが、やはり相当の強さと速さをともないます。この分類は、あくまでその運動の中心的な目的をもとにしたものです。「耐久運動」というのは、動作をゆっくりとリズミカルに頻繁に繰り返す運動で、かなり長期にわたって行ない、筋力よりもスタミナの増進を目的にしています。ほとんどの健康体操はこの耐久運動から成っていますが、それはじゅうぶんな科学的研究の結果、あらゆる点において健康に役立つようにという目的をもって編み出されたものです。

以上述べてきたことから見ると、アーサナは「健康体操」といってもさしつかえないでしょう。しかし耐久運動を前記のように定義するのなら、アーサナは「耐久運動」には分類されません。なぜなら、アーサナは意味の上でも実際においても「姿勢」を意味するからです。効果的にするために姿勢を長時間維持する点では、アーサナにも耐久力が必要ですが、耐久運動のように動作を頻繁に繰り返すことはほとんどありません。では、たんに姿勢を維持するだけのこうした体操を健康に役立つものといえるでしょうか。このことを理解するためには、姿勢のメカニズムと身体への影響について、深く検討してみる必要があるでしょう。

▽姿勢について

姿勢（posture）とは、(i)筋肉活動のあいだ何かに支えられて、あるいは、(ii)同時に働く複数の筋肉の協調作用によって、身体がとる構え（attitude）であり、それによって(a)安定性を保ち、(b)どのような動きにとっても不可欠の基盤を形成するもの、と定義できるでしょう。この基盤はたえずさまざまなタイプの運動に適応されています。いわば、いろいろな運動はこの基盤の上に重ね合わされているのです。

［効率的な姿勢］　効率的な姿勢とは、ある行為の目的をもっとも効率よく達成するための基本的背景となり、その維持や調整に不必要な筋力を要しないような姿勢のことをいいます。この効率的な姿勢は、生来のメカニズムが健全で、筋肉に適切な「緊張」が存在すれば、ごく自然に培われるものです。

［姿勢の分類］　姿勢は、おおまかに(a)受動的姿勢と(b)能動的姿勢に分類され、能動的姿勢はさらに、①静的姿勢、②動的姿勢に分けられます。

アーサナはすべて、これらの種類に分類されます。

(a)受動的姿勢　これは一般に休息したり眠るときにとる姿勢です。この姿勢では、生命の維持に必要な呼吸や血液循環などにともなう筋肉運動を除いて、一般にすべての筋肉が弛緩します。呼吸や血液循環などの働きも最小限に低下します。この分類に入るアーサナには、屍のポーズ、ワニのポーズ、道のポーズ（うつ伏せに寝て、手足をまっすぐ伸ばす）などがあり、いずれもリラックスのために用いられます。リラクセーションはそれ自体がひとつの技術であるといえます。

(b)能動的姿勢　これには静的姿勢と動的姿勢がありますが、いずれも多くの筋肉の統合的な働きによって保持されます。

①静的姿勢——内部で働く筋肉が関節を固定し、重力などの力に対して身体の平衡状態を保つため多少静的に働くことによって、一定時間安定して保持される姿勢です。いくつかの一般的なアーサナが静的姿勢に属します。瞑想のためのアーサナも静的姿勢です。これらのアーサナはなかばリラックスした状態でたやすく保持できますが、それは両足の位置を調節することによって広い基底部が得られ、安定するからです。

②動的姿勢——姿勢パターンがつねに変化し、その動作の要求を満たすように調整される姿勢です。身体の平衡状態を保つため、筋肉が重力などの力に対してつねに働きます。心身を調整するための矯正的アーサナ〔訳注　心身の調整として行なわれるアーサナはいずれも矯正的といえる〕や、鋤のポーズ、コブラのポーズ、バッタのポーズなどの一般的なアーサナが動的姿勢に属します。この動的姿勢と、動作を反復する活発で動的な運動との相違点は、これらのアーサナの場合は、いくぶん動きがあるものの、それはゆっくりした持続的な動作で、動きそのものの活動性よりも身体の〈神経—筋肉〉という姿勢反応系がゆっくり変化していくことに注意が払われているとい

うことです。この動的姿勢でも、ちょっとした練習で「大洋感覚」を保つことが可能です。

次にアーサナのメカニズムについて考えていきましょう。

▽アーサナのメカニズム

［筋肉］　どの能動的姿勢でも、姿勢のパターンによって、またはその姿勢をとる個人の身体的特徴によって、筋肉の強さと配分は変化します。

この姿勢でもっともよく使われる筋肉は、通常、重力に抗して直立の姿勢を維持するために使われる筋肉です。この筋肉は「抗重力筋」といい、関節に関しては普通、四肢をまっすぐに伸ばすなどの伸展に使われます。

人間の骨格筋には、遅筋と速筋の二種類があります。遅筋は、豊富なエネルギー源である赤い色のミオグロビン（ヘモグロビンに類似した筋肉内にある酸素運搬たんぱく）を多く含むので、赤筋とも呼ばれます。遅筋は収縮速度が遅く、発揮張力も小さいが、疲労しにくいという特徴を持っています。一方、速筋はミオグロビンが少なくエネルギーをすぐ消費するので、疲労がはやく、収縮速度もはやく、収縮時にはすみやかに最高度の緊張に達し、すみやかに通常の休息状態に弛緩します。これら二種類の筋繊維は、身体各部分のそれぞれの筋肉内に一定の割合で混じり合って存在しています。伸筋（通常四肢を伸ばすときに使われ、重力に抗して平衡を長時間維持し、姿勢を保つ）はおもに遅筋で構成されます。

したがって、伸筋は疲労することなく、かなり長時間の収縮に耐えることができます。最近では遅筋と速筋の特徴を持った中間筋の存在も明らかにされています。

［神経支配］　一般に、安定した姿勢では〈神経―筋肉〉の働きも最小だと考えられていますが、それはまちがいです。このことについては、アーサナの項のシェリントンの引用を参照してください。

姿勢の維持や調節は、いくつかの〈神経―筋肉〉の自動的なすばらしい協調作用によって行なわれています。それに関わるさまざまな筋肉群は、非常に複雑な反射活動システムによって制御されています。ここがアーサナのメカニズムを理解するうえでもっとも重要なポイントです。「反射行動」(reflexive behavior)は、アーサナだけでなく他のヨーガ行法や、また感情の働きを理解するのにも重要な概念です。実際、ヨーガ行法についての私たちの議論の中では、「緊張反射」と呼ばれるものが話題になってきます。というのも、それはエネルギーの節約になるばかりでなく、人間の行動に精神生理学的に深いかかわりをもっているからです。

筋肉の緊張を維持することは、筋肉の効率的な機能にとって非常に重要です。運動をなめらかに遂行するために、筋肉は相動収縮への一定の準備状態または待機状態になくてはなりません。古代の人々はこのことを弓の弦《つる》にたとえて、「弦がじゅうぶんに張られているときにはうまく的を射抜くこともできるが、弦がゆるいと矢は的まで届かず、逆に強く張りすぎると的を射越してしまう」といっています。今日でも、「神経が緊張している」状態を「心の糸が張りつめている」と表現することがあるのは周知のとおりです。しかしその状態では、反射活動を高める一方で、筋肉の一定の収縮を維持するためにかなり余分なエネルギーを使ってしまいます。その結果、疲れやすくなり、リラックスしたり睡眠をとったりしてもほんとうの休養にはならなくなります。

ヴァイオリンやヴィーナーでたとえてみましょう。ヴァイオリンやヴィーナーは、その弦の調子が正しく合ったとき、初めてよい音楽が奏でられます。同様に人間の心身も、相対する傾向がダイナミックに調節されてバランスが保たれているとき、真に健康であるといえるのです（パタンジャリの「対立状況」）。対立の背後には調和が隠れているのに、ふだんそれは見すごされています。ヘラクレイトス（紀元前五世紀頃のギリシアの哲学者）も言っています。「一見対立しているようなものが実は調和していることに人は気づかない。それは弓と竪琴のように、対立する緊張が調節されているのである」と。アーサナも、またヨーガも、対立状況に調和を見出そうとするものなのです。

静止している筋肉の緊張の質は、軽く触れることによっても、あるいはもっとよい方法としては、受動的に引き伸ばされたときの筋肉内の抵抗力を調べることよって、臨床的にわかります。この抵抗力が高まると「緊張亢進」という状態に

ヴィーナー
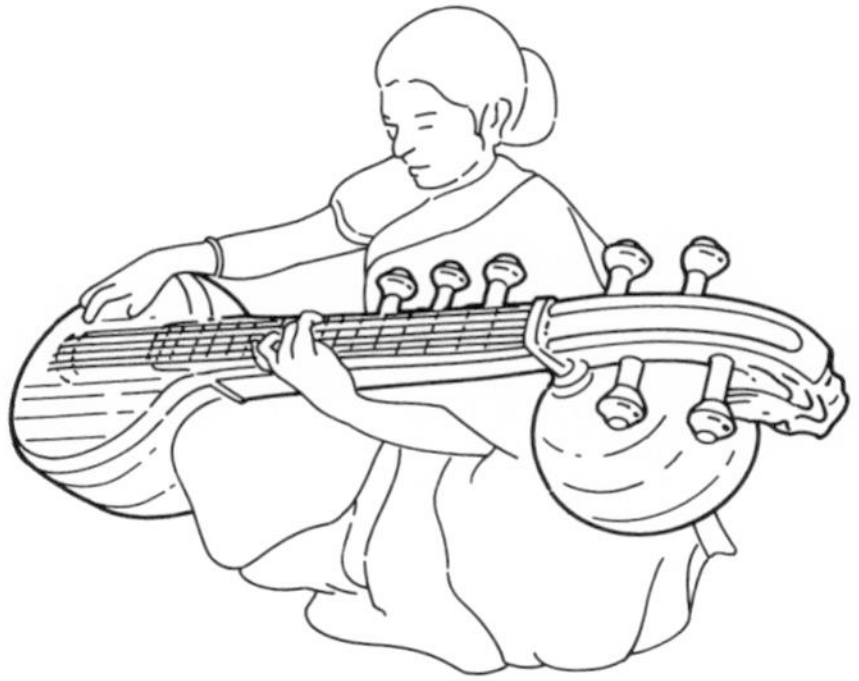

なり、逆に抵抗力が弱まったり失われたりすると「緊張低下」という状態になります。緊張低下のはなはだしい状態が「反射低下」(不活発な反射機能)で、緊張亢進のはなはだしい状態が「反射亢進」です。臨床的にはそれぞれ「弛緩性」「痙性」とあらわします。筋肉麻痺には、弛緩性麻痺と痙性麻痺の二種類があります。

普通、筋肉ではバランスのとれた緊張が維持され、この筋肉は相動運動や姿勢活動に必要な調整をうながします。このバランスが病気で乱されると、さまざまな徴候や症状があらわれ、おもに付随運動というかたちで、一定の正常な運動がなくなったり、深部の反射の障害とともに、痙性、硬直、緊張低下、弛緩性などの異常な状態があらわれるのです。

その他の筋肉緊張障害はたいてい、病気の過程とは別に毎日の生活における心身のストレスによって、全身の伸展反射メカニズムが高まったり弱まったりして引き起こされます。感情や精神状態が神経系全体に深く影響をおよぼし、緊張反射によって私たちの姿勢に反映されるのです。喜びや幸福や自信が身体を刺激して機敏な姿勢をもたらすのはそのためです。その姿勢では「伸長」が優勢になって、身体をまっすぐに伸ばし、胸を広げ、頭を「高く」保持しています。反対に、悲しみ、精神的葛藤、劣等感のある場合は、頭は垂れ、背中は前屈し、胸はくぼむ格好になります。怒ると、身体は目一杯伸ばされますが、筋肉の緊張は阻害され、震えが大きくなります。恐れはさらにこの障害を増し、よろめきをもたらします。極度の恐怖にあうと、筋肉の緊張はまったく失われ、その結果ばったりと倒れることさえあります。このように、精神状態は一時的にも永続的にも身体の姿勢に影響を与えます。では、この逆のことも起こりうるのでしょうか。つまり、精神状態に影響を与えるように、意識して身体の姿勢をとることはできないのでしょうか。「緊張リズムという問題を正しく扱えば、それは可能にちがいない」とヨーガは考えます。筋肉の緊張を最適に保つおもな要素は次の四つです。

(1)安定した心と身体。
(2)生活環境が健康的な状態にあること――とくに栄養と睡眠に関して。
(3)自由で自然な動きを多くすること。
(4)正しい姿勢習慣を維持すること。

現代というめまぐるしい機械時代の労働環境にあっては、これらは何ひとつ促進されません。混雑した部屋やホールで、デスクやコンピューターの前で、長時間すわって仕事をすることが、適切な筋肉の緊張に適しているはずはありませんし、経済的ストレスや毎日の社会的政治的な刺激も筋肉の緊張には大いに関与しています。

たしかに、元気よく歩いたり、ゲームをしたり、体操をするなどの戸外での運動やレクリエーションは、運動不足を補うのにかなり役立つでしょう。しかし、そのような運動は、「適切な筋肉緊張をつくる」という問題に対して、明確な目的をもって系統的に取り組んでいるとはいえません。どんな収縮運動も拮抗筋の相反性伸展を生じ、その結果、伸展反射はいやおうなく活発になります。しかもこうした収縮運動は合理的かつ目的のある方法では行なわれず、手足など身体の末端の動きのほうが多くて、胴体の動きはただ二次的なものにすぎません。「大きな筋肉の活動」がおもになるのです。脊椎の深部の小さな伸筋は集まってかなり大きな筋肉組織を形成していますが、これらの運動で系統的に動くことはめったにありません。また、ある年齢を過ぎると、健康と柔軟性は手足の深部の筋肉より脊椎深部の筋肉の緊張に影響されます。

以上の点から、脊椎深部の筋肉に働きかける一般的なアーサナは、系統的で重要な行法です。脊椎は筋肉要素と連結している鎖のようなものなので、背中の各部位は系統的にストレッチやねじりをする必要があります。同様のことは腹壁のさまざまな筋肉についてもいえます。手足の緊張よりも胴体の緊張が強調されるのは、このようなはっきりした理由があるからです。手足の筋肉もまた、複数または単独で、一定の重量に耐え、抗重力のストレスに対してバランスをとるので、筋肉の緊張を最適に保ちます。このように、アーサナは美しいウェストラインを作り、身体のすべての臓器の調子を調えていきます。

もちろん、その効果は現在たいていのジムで行なわれているボディビルディングによって得られるものほど顕著ではありません。しかし、大きな盛り上がった筋肉が必ずしも健康とスタミナのしるしではない、ということは今日の科学界ではよく知られています。この科学的な機械化の時代に、そのような並はずれた筋肉をもっていてもあまり役には立ちませんし、そのうえ、そうした筋肉は年をとるごとに寄生虫のように作用しはじめ、身体をやしなうエネルギーや栄養をむしばみ、心臓や脳など生命に必須の臓器を徐々に消耗させるのです。といっても私たちは、ボディビルのような筋肉を発達させる運動を頭から否定するつもりはありません。

ここでちょっと注意しておくことがあります。アーサナを行なうとき、熱心なあまり、模範例のとおりにしようと自分の身体の固さを考慮に入れず、限度ぎりぎりまで筋を伸ばしたり、完成した姿勢がはやくできるよう、誰かに手伝ってもらって無理やりポーズを作ろうとする人がいますが、そういうことはやめてください。それは手助けにならないばかりか、危険です。アーサナを体操として行なうことで、私たちはさまざまな反射を徐々に訓練しているのです。無理に行なっても何にも役には立たず、ただ捻挫や繊維組織の裂傷の原因となるだけでしょう。自分の年齢や体調をじゅうぶん考慮して、根性や競争心で行なわないようにしてください。

アーサナは、必ずしも身体の動く範囲が大きければ大きいほど運動面で役立つわけではありません。その効果は身体の筋肉の状態にかかわっているのです。身体を動かす範囲が小さくても緊張過度の人にとってはじゅうぶんな運動になるでしょうし、一方身体を最大限の範囲で動かしても低緊張の人にはじゅうぶんではないかもしれません。しかし、両者ともアーサナの練習を規則正しく続ければ、長い目で見ると徐々に身体の緊張のバランスを取り戻していくでしょう。身体を動かす範囲の限界は、気持ちのよい痛みをほんの少し感じる程度で、それ以上は行なわないようにしてください。

以上、アーサナの特別な効果を述べてきましたが、一種類のアーサナやムドラーだけで病気が完全に治ることはありません。これらはみな、複合的な治療の一部分です。ヨーガは病気を、局部的なものとしてではなく、身体全体の重大な変化ととらえているのです。
アーサナを始めるのは青年期以後がベストです。バランスのポーズのいくつかは、子供用に処方することもできますが、無理して曲げたりストレッチする運動はあまり役に立ちません。ムドラーは、子供の場合、ぜったいに禁忌です。

第6章に、毎日実践するアーサナと注意書きを載せてあります。最良の結果を得るためには、非常にリラックスした気持ちで行なってください。姿勢そのものを正確にまねるよりも、姿勢のパターンに意を用いるようにしましょう。どんな場合でも無理に力をかけてはいけません。どの動きもリラックスして気持ちよく体験しましょう。姿勢が完成したら、できるだけリラックスして、しばらくその姿勢を保つようにしてください。どうやって完成した姿勢にいたるかについてのヒントも巻末に掲載されています。それぞれのアーサナを維持する時間については、はっきりした結果が得られるようになるまで徐々に延ばしていくようにします。

◉ムドラーとバンダ

ムドラーとバンダはハタ・ヨーガ独特の行法です。その大部分は、呼吸を停止するとともに身体の一定部位の〈神経―筋肉〉を引き締める動作から成り立っており、これによって体内の圧力を非常に高いレベルへと変化させます。調気法の過程で行なうムドラーはバンダ（引き締め）と呼ばれ、身体の

ウディヤーナ・ナウリによる胃内部の圧力変化

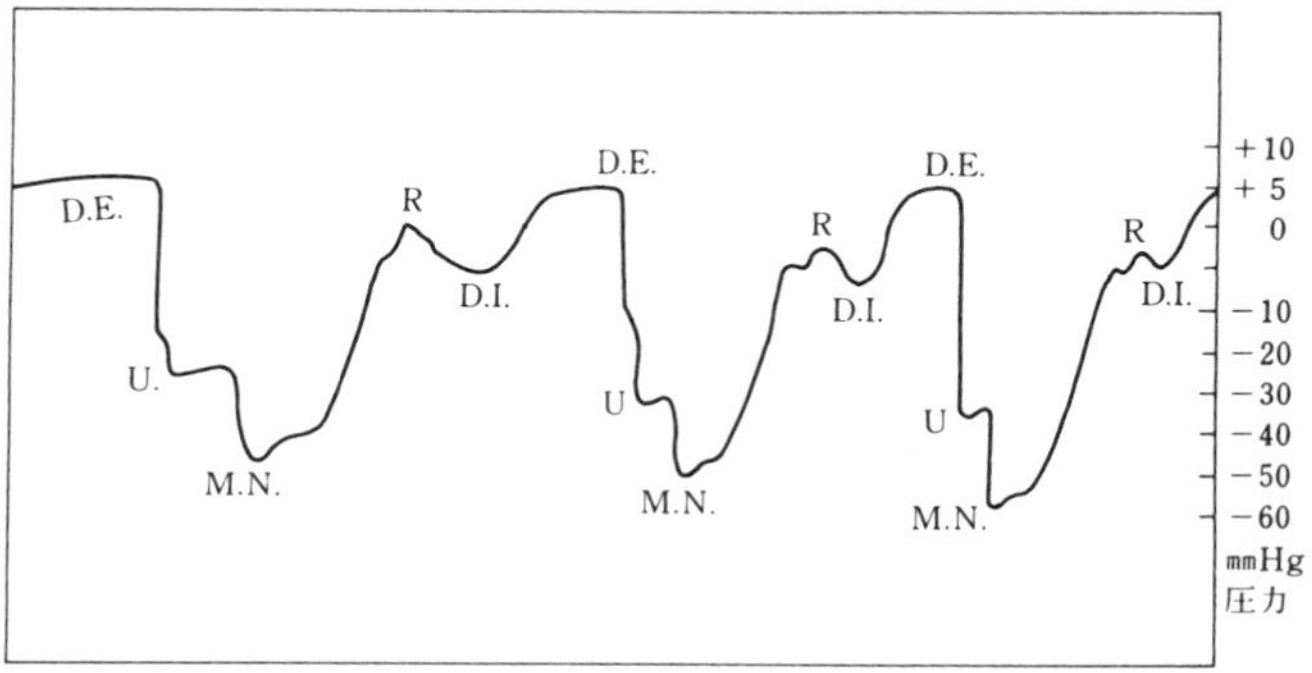

D.E.＝深い呼息，　D.I.＝深い吸息，　M.N.＝中央のナウリ，
R.＝リラックス，　U.＝ウディヤーナ

ここでは、ウディヤーナでは35mmHg、中央のナウリでは55mmHgの陰圧を示しています。これまでのところ、ウディヤーナで生じる圧力の範囲は20～80mmHg、ナウリでは50～120mmHgを記録しています。

ある部分に圧力をかけたり、特定の方向に圧力を導くのに役立ちます。

ムドラーやバンダは、内臓の緊張、内分泌腺を含むさまざまな腺の分泌、重要な神経叢に直接影響を与えます。伝統的なテキストには、とくに肛門を引き締めるムーラ・バンダや内臓を引き上げるウディヤーナ・バンダの練習によって、大小便の排泄が減少すると述べられています。これは修行者の能力によってさまざまな大気圧以下の圧力を胸腔および腹腔内に生じさせるからです。この点については、コルチゾンや脳内酵素である炭酸脱水素酵素も水の代謝において類似した変化をもたらします。これらのバンダや倒立のポーズ、肩立ちのポーズなど、身体が逆さになるムドラーの臨床経験によると、これらもまた下腹部に同じような圧力変化をもたらし、コルチゾンとのあいだに作用の類似性のあることが示されています。このように、尿の排泄低下とはべつに、これらの行法はコルチゾン療法を必要とするような病状の治療にも効果的だということがわかってきました。

これらの行法とコルチゾン療法の禁忌も類似しているようです。とくに長期の好酸球性白血病(好酸球の数、一立方ミリメートル中七十パーセント)という症例の場合、薬物治療なしで約六カ月間、倒立のポーズの練習だけを行なった結果、好酸球の数は一立方ミリメートル中約十二〜十七パーセントまで減少しました。理論上は、これらの行法によって生じる腹腔内の大気圧以下の圧力が、結果として副腎の皮質層を刺激し、コルチゾンをより多く産生したとも考えられます。しかしながら、この問題についてはそうと断言する前に、適切な実験調査などを通じてさらに正確な臨床上の証拠を集める必要があります。

以上のことから、ムドラーとバンダは無害で簡単なもののように思われるかもしれませんが、それらが現代医学の特定の療法に等しいということからすれば、むしろきわめて慎重に用いなければならないものです。ムドラーとバンダの生理学的効果はときに非常に激烈なことがあるので、わずかに度を越して行なっただけでも修行者を大きな危険にさらしかねません。前述したように、ムドラーとバンダの実践は子供の場合、ぜったいに勧められません。始めるのは青年期後期以後、男子の場合は十五、六才から、女子の場合は十二、三才からにしてください。とはいえ、青年期に達する年齢は、人種、気候、個人によって差があることも考慮に入れておかなければなりません。

主要なムドラーとバンダの手順については、第6章に具体的な説明を載せました。

◉調気法《プラーナーヤーマ》

調気法は重要なヨーガ行法のひとつです。今日よく行なわれているさまざまな種類の調気法は、ほとんどが意志によってコントロールされた呼吸で構成されており、その意味では「ブリージング・エクササイズ」といえるかもしれません。しかし、ヨーガの調気法が西洋諸国で一般に行なわれているその種のエクササイズと異なっているのは、調気法では深呼吸とその酸素値はあまり重視しないという点です。それよりも、一時的に息を止めるクンバカという状態を発展させることに重点が置かれています。また、「プラーナーヤーマ」という語は、「息、生気」を意味する「プラーナ」と、「休止」を意味する「アーヤーマ」から成り立っています。つまりプラーナーヤーマとは「息の休止」を意味するのです。そういうことからすれば、事実上、クンバカが調気法の意味をすべて包含しているといってさしつかえないでしょう。実際ハタ・ヨーガでは、調気法はクンバカの名で知られています。「アーサナ、種々のクンバカ法、ならびにムドラーと呼ばれる諸行法の実践、その次にナーダ音に意識を集中するのが、ハタ・ヨーガにおける修習の順序である」（『ハタ・ヨーガ・プラディーピカー』Ⅰ―56、57）。

クンバカは本来、次の三種類に分けられます。

(1)アービャンタラ(内的)・クンバカないしプールナ・クンバカ——最大限、深く息を吸い込んだあとに、予備吸気のいくらか、または全量を肺胞に圧縮して止息すること。すなわち、それとともに肺の内部の圧力は増加します。

(2)バーヒャ(外的)・クンバカないしシューンヤ・クンバカ——一回換気量だけでなく予備呼気のいくらか、または全量を吐ききったあとに止息すること。すなわちそれとともに肺の内部の圧力は低下します。*

(3)ケーヴァラ(単独)・クンバカ——呼吸の中間段階で肺の内部の圧力と外気圧を同じに保ち止息すること。これは前者二つをかなり練習した後で自然にできるようになるものと思われます。

*肺気量について

①一回換気量——普通の呼吸によって出入りする呼気または吸気の一回量。約四五〇cc。
②予備吸気量——平静の吸気の後、さらに努力して吸入することのできる最大の空気量。約一五五〇cc。
③予備呼気量——平静の呼気の後、さらに努力して呼出することのできる最大の空気量。約一五五〇cc。
④残気量——最大呼気終了時になお肺の中に残っている空気量。約一三五〇cc。

次に示す容量はそれぞれ、前記に示した量を二つ以上合計したものです。

⑤全肺気量——最大吸気終了状態で、肺の中に含まれる全空気量。約四九〇〇cc。

⑥肺活量――最大吸気に続いて強制努力によって呼出できる最大空気量。約三五五〇cc。
⑦深呼吸気量――平静の呼気の状態から吸入することのできる最大空気量。約二〇〇〇cc。
⑧機能的残気量――平静の呼気の終わった状態でなお肺の中に残っている空気量。約二九〇〇cc。

ハタ・ヨーガでは、これらの調気法をバンダとともに実践するように教えています。コントロールされた吸息、すなわち「プーラカ」では、挙筋を収縮し直腸と肛門を引き上げるムーラ・バンダを同時に行ない、コントロールされた止息、すなわち「クンバカ」では、顎を胸に押しつけるジャーランダラ・バンダを同時に行ないます。咽喉部のくぼみのちょうど下に顎を押しつけると、二つの頸動脈洞がしっかりと圧縮されます。同じようにコントロールされた呼息、すなわち「レーチャカ」は、ウディヤーナ・バンダとともに行ないます。ウディヤーナ・バンダは腹壁、とくにへその下の部分を引っ込め、次に横隔膜を引き上げるようにするもので、これらを毎回行ないます。以上のことから、調気法は酸素や二酸化炭素の濃度の変化ということをあまり重視せず、肺内部の圧力、胸内部の圧力、腹部内部の圧力の操作と、その変化した圧力を一定の時間維持することのほうを重視しています。

このように調気法では、吸息・止息・呼息の過程をすべて、それぞれ数秒ずつコントロールされた方法で行ないます。このようにして、ある特定の過程を相当な時間まで延長していくというやり方は、調気法だけでなくほとんどすべてのヨーガ行法に通じるもっとも重要な点です。調気法の三つの過程は、それぞれに一定の比率で時間の限度が定められています。これにはどうやら、修行者が自分の限界を超えて生命に必須の精密な呼吸メカニズムを損なわないように、またそれによって全身の機能を損なわないように、自分の能力を測るものさしを与える、という目的がありそうです。

調気法の技法はすべて非常に複雑なもので、呼吸の強さ、呼吸の各過程の長さ、呼吸の過程で身体の特定の部分に注意を向け集中することなど、呼吸の方法に関して具体的なきまりがあります。これらはみな、ヨーガを学ぶ熱心な学生のためのものなので、本書ではあまり詳しくは紹介しません。ここでは調気法全般のだいたいの特徴について説明しておきましょう。

▽普通の呼吸と調気法の呼吸

調気法の呼吸方法について述べる前に普通の呼吸について触れておくと、そこにはおおよそ次の三種類の呼吸が見られます。

(1)胸式呼吸――この場合、胸だけが上がり、腹部は完全にコントロールされ横隔膜の動きは最小です。

(2)腹式または横隔膜呼吸――この場合、腹壁が顕著な役割をはたし、息を吸うときはふくらみ、吐くときは引っ込み、収縮します。このとき横隔膜の動きは最大です。

(3)胸腹式呼吸――これは(1)と(2)を組み合わせたものです。息を吸うときは、まず胸が上がり、最大限上がったら横隔膜も最大限下がり腹部がふくらみます。吐くときは、まず腹壁が収縮し引っ込み、横隔膜が上がります。これが限界まで行なわれたとき胸が下がり完全に空っぽになります。

通常の呼吸は、性別をはじめ習慣や個人の練習によってそれぞれ程度の違いはありますが、これらの三種類の呼吸のいずれか、もしくはそれらを組み合わせたものです。女性は普通、胸式呼吸を、また男性は腹式呼吸をしています。

調気法の呼吸の仕方はこれらの普通の呼吸とはかなり異なり、骨盤隔膜に重点をおいているのが大きな特徴です。これは肺の残気量に直接関係があるものと思われます。

最近、アラン・ヘミングウェイ博士らがロングビーチ退役軍人病院で行なった対《つい》麻痺(両側下肢の麻痺)患者の肺機能についての研究は興味深いものです。それによると、すべての対麻痺患者の残気量は対照群よりかなり多くなっています。これは呼吸筋の麻痺の程度によるものではないと考えられます。(i)腰椎、(ii)胸部、(iii)頸部に損傷をもつ三グループの対麻痺患者すべてに共通していた唯一の麻痺は、下肢と骨盤底の筋肉の麻痺でした。さらに、対麻痺患者たちが坐りがちの生活や仰臥の生活を送る一方、実験の対照群は活発に働いていました。このことから研究者たちはこうした発見について、やや遠慮がちにですが、ひとつの解釈を試みています。すなわちこの結果は、ふだん腹部内臓を支えている骨盤底の筋肉の麻痺によるものかもしれないというものです。この骨盤底の麻痺により横隔膜が下がり、このため残気量が増加したのだと彼らは仮定しています。研究者の言葉によると、「もしこれが事実とすれば、骨盤底には一般に信じられている以上に内臓を支える役割があるといえそうです」。(傍点は筆者)

この発見は、それが確認されれば、大変重要な意味をもつことになるはずです。というのも、どの呼吸生理学の本でも呼吸における骨盤隔膜の役割については強調されていないからです。そうした本は呼吸の力学については述べていますが、骨盤底にはまったく触れてもいません。本書の著者の一人は、ロング・ビーチ病院で気腫の患者の治療に従事していたとき、偶然ある事実を発見しました。すなわち骨盤底の緊張や働きの重要性とそれの残気量に与える影響です。アラン・ヘミングウェイ博士に知らせると、彼はすぐに著者の見解を確証し、これを支持する前記のような研究を行ないました。それから、この件——呼吸における骨盤底の役割——に関してさらに研究を進める計画が立てられました。残念なことに、筆者はそれ以上長く滞在することができず、仕事を続けることはできませんでした。しかし、この事実はまもなく日の目を見るでしょうし、骨盤底は呼吸において重要な役割をはたす（残気量に著しい影響をおよぼす）という主張も、容易に確認されるだろうと著者は確信しています。この論議は、調気法におけるムーラ・バンダの重要性を呼吸生理学の立場から訴えるものといえましょう。

▽調気法の手順

次に、調気法の手順について説明しましょう。

調気法はおもにプーラカ、クンバカ、レーチャカの三過程からなりますが、シューンヤカを加えた四過程から構成される場合もあります。

(1)プーラカ——コントロールされた吸息を意味します。これに対して、コントロールされていない普通の自動的な吸息は「シュヴァーサ」といいます。プーラカは、吸う長さを延ばすことと、吸う力を弱めていくこと(この二つは反比例の関係にある)に気をつけてゆっくりと行ないますが、いくつかの調気法では別の方法で行ないます。たとえばバストリカーの第一段階では、非常にはやく吸ったり吐いたりし、この周期をほぼ半秒で行ないます。

(2)クンバカ——コントロールされた止息を意味します。

(3)レーチャカ——一定の時間と内圧を保つようにコントロールされた呼息を意味します。これに対してプラシュヴァーサという言葉は、通常の自動的な呼息に用いられます。一般にこの過程では、吸息にかける時間の二倍の長さを費やしますが、バストリカーの第一段階のように、はやく吸ったり吐いたりしなければならない場合もあります。

(4)シューンヤカ——息を吐ききったあとの止息を意味します(クンバカはプールナ・クンバカまたはアービャンタラ・クンバカ、シューンヤカはシューンヤ・クンバカまたはバーヒャ・クンバカと呼ばれることがあります)。

調気法を行なうときに最初に気をつけなければならないのは、骨盤、背中、首の位置です。これらはすべて「直立」の位置に保たれていなければなりません。そうすることによって骨盤の角度は約三十度に保たれます。骨盤の傾きは骨盤底の緊張と大きく関係しており、そのために調気法を行じるときは、達人坐、蓮華坐、吉祥坐、対称坐《サマ・アーサナ》などの特別の坐法が定められているのです。これらの坐法では骨盤は必要な角度に保たれ、ムーラ・バンダがしやすくなります。

［プーラカ］　コントロールされた吸息のことです。次の三段階からなります。

①姿勢を正したら、ゆっくり息を吸いはじめ、鎖骨と胸の上部を上げていくと同時に、骨盤底を徐々に収縮し引き上げていきます。

②胸の上部を一杯に上げたら、胸の中部を広げ、意識的に肋骨を最大限広げるようします。この過程のあいだも骨盤底は引き上げておき、非常にゆっくり空気を吸い込みます。

③このあと、意識的に横隔膜を下げます。これによってみぞおち（上胃部）が張ってきます。できるだけ多くの空気を吸い込みます。この間ずっと骨盤底は上がっており、これによりへその下の下腹部は引っ込みます。この下腹部は「ウディヤーナ・ピータ」といいます。もっと引き締められると、いわゆるウディヤーナ・バンダになります。

これらはやさしくリズミカルに行ない、ぎくしゃくとした動きをしないようにしましょう。

［クンバカ］　コントロールされた止息のことで、息を止めているあいだ以下のことを行ないます。

①下腹部を引っ込ませます。
②骨盤底をできるだけ高く引き上げます。
③顎を咽喉部のくぼみに押しつけます。これによって頸動脈洞が圧迫されます。
④舌を口の奥のほうにすべらせ、舌の根元を喉の壁に押しつけます。これによって首の上部が上方へ強く引き上げられ、頸動脈洞がなおいっそう圧縮されます。

この①から④はそれぞれウディヤーナ・バンダ、ムーラ・バンダ、ジャーランダラ・バンダ、ジフヴァー・バンダといいます。胸が息で満ちている状態でこのような内圧の変化があると、ヨーガのテキストに述べられているように、全身の「毛胞部分で」わずかにうずくような感じがします。すなわち、毛細血管が拡張し、その拍動の容量が増加することによってとくに手足の指が「血液で満たされる」のです。この感覚が得られるまで息を止めておくことが望まれます。「毛髪やツメの先に気がこもるまで保息し、それから、ゆっくりと左の脈管を通して気を吐くべし」（『ハタ・ヨーガ・プラディーピカー』II―49）。

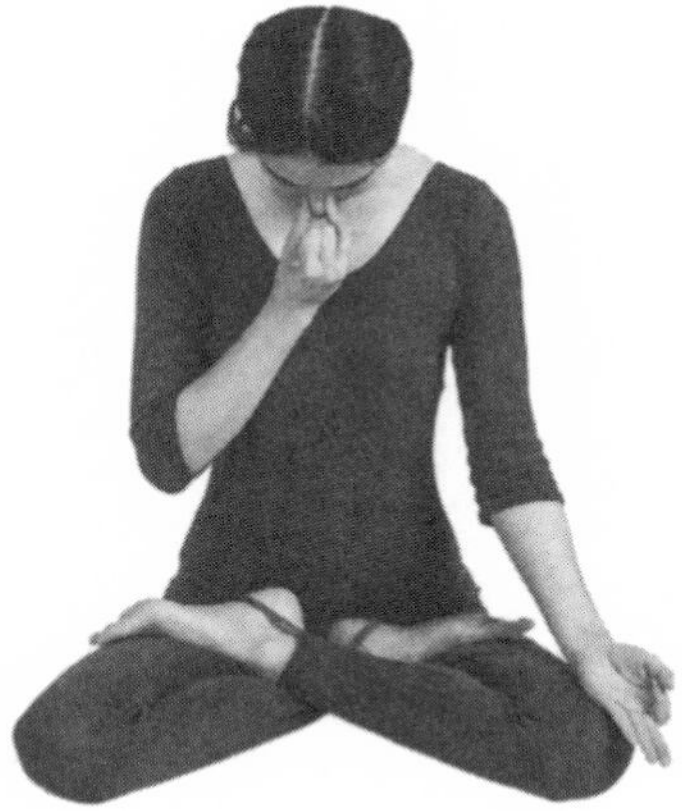

クンバカ

［ジャーランダラ・バンダの目的］近代生理学では、頸動脈洞は呼吸や心拍数、循環系の圧力を調整する圧受容器だということがわかっており、圧迫された頸動脈洞は過度の血圧上昇が起こらないように働きます。しかし、息がすばやく止められ、このように内圧が高い状態にあるときは、過度の血圧上昇が予想されるので、頸動脈洞を適切に圧迫しないと、心拍数は異常に増加し、血圧も上昇してしまいます。

頸動脈洞を含む頸動脈は、ヨーガの文献では「ヴィジュニャーナ・ナーディ」と呼ばれ、「経験する」ための意識や力を維持するのに役立つ脈管、を意味します。これは、carotid（頸動脈）が「昏迷を引き起こすもの」という意味をもっているのと比べて、非常に興味深いと思います。頸動脈が長時間強く圧迫されると、昏迷が引き起こされます。しかしふだんは、内頸動脈を介して必要な量の血液が脳に送られることによって意識は保たれています。このことから、頸動脈は「昏迷を引き起こすもの」ではなく「意識を保つもの」であるといえます。脳は機能するために多量の酸素とグルコースを必要とし、これらが頸動脈を介して供給されることはよく知られています。そういったことから考えてもヨーガの用語の正しさはいっそう明らかだと思われます。

さらに、古代のヨーガ行者は頸動脈洞のもうひとつの生理学的効果についても知っていたようです。というのは、彼らは息を止めているあいだ、血圧と脈拍を調整するのに頸動脈洞を賢明に利用していたからです。また彼らはヨーガ・セラピーにおいて、高血圧患者の治療のために「ヴィジュナーナ・ナーディ・マルダナ」と呼ばれる頸動脈洞のマッサージを処方したり、また、頸動脈洞を強く圧迫しているあいだに呼吸すること（ムールチャー調気法）で外界を忘れる状態をもたらすようなこともしていました。このように、ジャーランダラ・バンダは首の「ひきつれ」によって息を止めやすくしているだけでなく、古代のヨーガ行者が理解していたように、明確な生理学的目的をもっているのです。

［調気法の時間配分］　このように強く圧迫されているとき、息はできるだけ心地よく長く保持されなければなりません。理想的な時間配分は、修行者各自が心地よくできる範囲内で、呼気の長さを吸気の長さの二倍にすることだと考えられています。これには、自分の能力を超えた呼吸を行なってデリケートな呼吸中枢のメカニズムを損なわないように、との配慮があります。こうすることで修行者は、次第に高くなる二酸化炭素の分圧に徐々に慣れて、耐えられるようになり、最終的には自動的な化学受容器を自分の意志でコントロールすることが可能になって、呼吸系の圧受容器、とりわけ伸展反射をうながすことができるようになります。これによって、自動的な呼吸の停止がもたらされます。肺胞の伸展反射がじゅうぶんに刺激されたときには、固有受容性の効果によって呼吸の停止が延長される、ということがバラック博士によって発見されています。それこそ調気法がめざしているものだと考えられます。種々の「バンダ」による肺内部の圧力の上昇はこの呼吸の停止をもたらします。なぜそのような呼吸の停止が必要なのか？　それについては、ふたたびパタンジャリのスートラを用いて、調気法のより高度な神経生理学の見地について述べる際に考察していきます。

調気法の各過程にかける時間の長さは、すべての教えに共通しているわけではありません。しかし、たいていは一対四対二の比率を教えています。すなわち、吸息にかける時間を基準にして、止息に四倍の時間、呼息に二倍の時間を費やすのです。しかし、どの過程においても心地よく行なわれなければなりません。一ラウンドの呼吸のあいだだけでなく調気法を行なっている最中はずっと、どの過程においても「はやく息を吸い込みたい」という焦りを感じてはいけないのです。いずれかの過程で息苦しさや空気を渇望するような気持ちをおぼえたら、ただちに吸息の時間を適切なところまで短縮し、その過程を前に述べたような比率に応じて縮めましょう。呼吸のメカニズムは大変デリケートなものなので、その調整のために延髄の中には呼吸中枢というきわめて敏感で壊れやすい「バランスを保つ機構」があるのです。そのバランスをむやみに変えると悲劇的な結果を招くことになります。いつ何時心身の破綻が起きないともかぎらないのです。

一対四対二の比率はきついので、一対一対二から徐々に一対四対二にしていくことを唱える人もいます。『ゴーラクシャー・サンヒター』は、初心者にとっては安全で楽な六対八対五の比率を示しています。これらの比率は、心の中で数を数えたり、数珠を用いたり、マントラ(真言)を唱えたり、また時計を用いて実践すれば、容易に自分のものにできるでしょう。

「レーチャカ」　前記のように心地よい方法で止息したあと、第三の過程であるレーチャカ——コントロールされた呼息——が始まります。この過程も段階を追って、なめらかにリズミカルに行ないます。

①顎の押しつけをゆるめ、頭を上げます。腹部を徐々に引き締め、引っ込めます。同時に、腹腔内の圧力が増加することによって横隔膜が押し上げられます（ここまでは横隔膜は圧力に抵抗していました）。みぞおちは徐々にへこんでいきます。

②次に、肋骨が収縮しはじめ、胸の底部がせばまっていきます。

③最後に、上がっていた胸壁がゆっくりと下がり、これ以上吐ききれないところまで息を吐きつづけます。

④この過程の始めから終わりまで骨盤底は高く保持されたままで、腹部は引っ込んでいます。腹筋がゆるみ、そのために横隔膜が上がって腹壁がゆるんでいると、突然腹部がくぼむことがあります。下腹部が引きしめられたままだと、へその下数インチのところがくっきりとへこみます（柔軟な人の場合）。これがレーチャカでのウディヤーナ・バンダです。この過程は「シューンヤカ」クンバカまたは「シューンヤ」クンバカといいますが、この過程を二、三秒保ったあと、骨盤底をゆるめます。

▽アヌローマ・ヴィローマ調気法

調気法のその他の特性として、左右の鼻孔（鼻の穴）を通して呼吸することを重視することがあげられます。多くの人は、たいていの場合に左右の鼻孔が同じようには働いていないことに気づいていることでしょう。たとえば片方の鼻孔が多少うっ血しているときには、もう片方の鼻孔の通りはスムーズなものです。ヨーガでは、これは偶然起ることではなく生理的な目的でそうなるとものだと考えます。

現代生理学では、血管拡張や収縮を交互にすることによって身体はみずから環境の温度の変化などに対して適応していることがわかっており、これは指先、つま先など、身体の末端部分でいっそうはっきりと認められます。エイブラムソンらは、手足や指の体積の変化を測定するプレチモグラフィ(体積変動記録法)を用いて、通常の環境温度に置かれている普通の人では、血管の拡張・収縮が十五秒から六十秒ごとに周期的に間断なく行なわれていることを確認しました。この変化は手足の体積に反映しており、指ではよりはっきり見られますが、手足でも胴体に近い部分ではあまり反映されません。鼻もそのような末端部分といえるかもしれませんが、しかし鼻では両方の鼻孔が同時に影響を受けることはありません。ヨーガではこのことについて次のように説明しています。

ヨーガでは、呼吸によって左の鼻孔は身体の熱を放散するのに対して、右の鼻孔は熱を保持する、と考えられています。そして、普通、健康な身体は、片方の鼻孔が開く——すなわち粘膜の毛細血管が収縮する——ことと、反対にもう片方の鼻孔がつまる——すなわち粘膜の毛細血管が拡張する——ことによって調整をしていますが、ヨーガによれば、心身の健康を維持するには両方の鼻孔が適切に作用し等しく開いていなければなりません。これが理想の状態ですが、たいていの人は左右どちらかにかたよりがあるので、その場合、ヨーガでは「交互にする呼吸」である「アヌローマ・ヴィローマ」調気法が処方されます。

アヌローマ・ヴィローマ調気法では、片方の鼻孔を閉じ、一方の鼻孔から前記のような通常の調気法の方法で息を吸い（普通は左の鼻孔から吸いはじめます）、しばらく止息したあと、やはり前記の方法で反対側の鼻孔から息を吐きます。次に、いま息を吐いた鼻孔から息を吸って反対側の鼻孔から息を吐き出し、それを一日二十一回から百二十回繰り返すのです。このような調気法はおもに身体の平衡状態をもたらすと考えられています。アヌローマ・ヴィローマはまた、「マラ」（不純物）を浄化したり取り除いたりするので、「マラ・ショーダカ」ともいいます（「マラ」とは、ヨーガの文献では、身体または心のアンバランスを引き起こすすべての原因をあらわす用語です。「マラ」には、身体に影響をおよぼし健康を損なう原因である「シャリーラ・マラ」と、心を乱す原因である「チッタ・マラ」があります）。

多くのヨーガ行者はこのようなたんに交互に繰り返す呼吸だけでは満足しません。調気法を始めるときには、どちらの鼻孔もつまっておらず、等しく働くようになっていなくてはならないと彼らは主張します。そのとき初めて、ヨーガの最高の結果が得られるというのです。両方の鼻孔の通りをよくするために、彼らは「ヨーガ・ダンダ」（北インドでは「クバディ」という）と呼ばれる道具を用います。これは長さ約七十五センチメートルのT字型の棒で、松葉杖のようにわきの下にあてて、その上にいくぶん身体をあずけるようにして坐ります。こうして、つまっている鼻孔の反対側のわきの下を圧迫すると、つまっているほうの鼻孔が二、三秒で開くのです。

この問題は私たちの研究所でも取り上げられていますが、まだ確定的なことはいえません。しかし、ふだん片方の鼻孔はつまっていることや、その反対側のわきの下を圧迫することによってつまってい

アヌローマ・ヴィローマ調気法

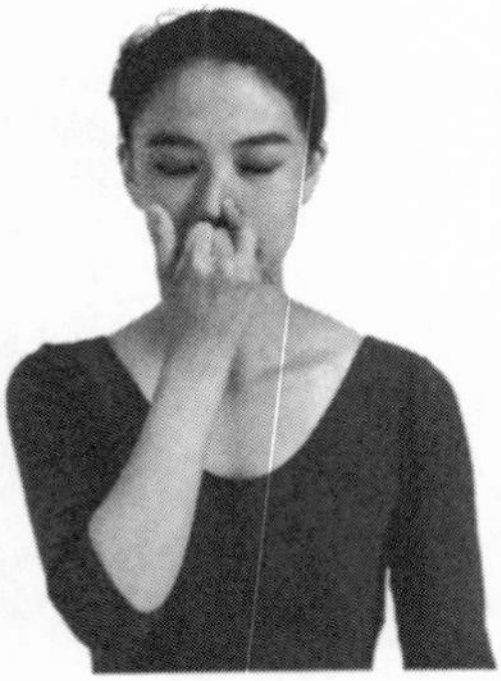

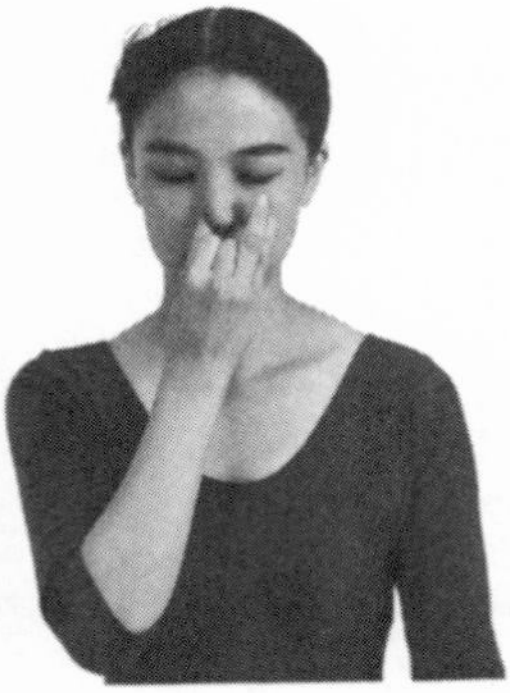

る鼻孔が開くことは、研究所で何回も確認されました。現代の生理学では、鼻孔のつまりが左右交互に変わるというのはいくぶん新しい事実です。さらに、少なくとも現時点では、この現象に関する解剖生理学的な説明はなされていません。しかし、この現象は交感神経の神経支配と関係があると私たちは確信しています。客観的な証拠により、この「交互に行なう呼吸」は身体の系統の「バランス」を回復するのにある程度の効果があると思われます。

以上、調気法の一般的な実践方法について述べてきました。調気法にはさまざまな種類があり、またそれぞれにいくつかの異なった手順があります。それらの具体的な結果についてもいくつかの主張がなされています。その中でもっとも有益でリスクの少ない調気法であるウジャーイー調気法を次に取り上げます。

▽ウジャーイー調気法

ウジャーイー調気法の最初の過程であるプーラカは、完全に息を吐ききったあとに行ないます。ウジャーイー調気法では、胸を使って両方の鼻孔から息を吸い込みますが、このとき胸を広げると空気は自動的に勢いよく入ってきます。またそのとき、声門を部分的に閉じるようにしましょう。そうするとすすり泣くような音がたえまなく出ます。しかし、すすり泣きの場合は音がとぎれたり不意に出たりするのに対して、ウジャーイー調気法では音はとぎれません。このとき、顔や鼻の筋肉を緊張させないようにし、息を吸い込もうとするときにも顔をゆがめないように気をつけてください。

とくに腹部の筋肉の動きに注意を払いながらこれを行ない、息を吸っているあいだはずっと、腹部をわずかに緊張しつづけるように正しくコントロールしましょう。欧米の体育の指導者の中には、息を吸うときは腹部をふくらませるように、と生徒に指示する人がいますが、これは深呼吸の生理学をまちがってとらえているものと思われます。彼らは、腹部をふくらませると新鮮な空気をたくさん吸えて、その結果酸素もたくさん取り入れられると思っているようです。しかし、私たちの研究所で集めた証拠によると、これはまちがいです。実際は、腹部をコントロールしたときのほうが、腹部をふくらませたときよりも一度により多くの酸素を吸うことができます。こういうことから、神経を訓練するという点にかぎっていえば、コントロールされた腹部の筋肉は、リラックスしているときの突き出た腹部の筋肉よりも明らかに有利だといえます。ここで深呼吸という言葉を用いましたが、調気法の生理学的な効果は深呼吸のそれとは非常に異なっています。ですから、調気法と深呼吸の二つの言葉をおたがいに同じものであるかのように用いるのはまちがいです。

吸息過程はなめらかで一定の調子でなければならず、このとき、声門を部分的に閉じることによって出る摩擦音も、低いけれども、心地よく一定の調子を保ったものでなければなりません。鼻、とくに嗅覚部分での摩擦は、慎重に避けなければなりません。ときどきまちがった調気法のために脳の障害が起きることがあるのは、この摩擦が原因なのです。吸息の限界にきたとき、焦ってもっと息を吸い込もうとしたり、あと一ccの空気を吸い込もうと筋肉をよじったりしてはいけません。

適切な注意を払わないでクンバカと三つのバンダを同時に行なうのは非常に危険です。熟練した教師の指導を受けることなくこの行法を行なってはなりません。読者にはプーラカとレーチャカを一対二の長さで練習しはじめることを強くお勧めします。身体面に重点を置いている修行者の場合、プーラカとレーチャカの実践だけで、調気法から得たいと思っている恩恵すべてを引き出すことができますし、精神面に重点を置いている修行者も、クンバカをせずともかなりの進歩をとげることが可能です。クンバカをあわてて取り入れる必要はまったくありません。もしクンバカを実践しはじめるときには、非常にゆっくりと、かつ注意深く進めていかなければなりません。クンバカは、調気法の中でも細心の注意を必要とするものです。このことは、私たちが長期にわたって行なってきたヨーガ・セラピーの幅広い治療的・予防的実践の研究結果ばかりでなく、これまでに研究所で行なわれてきた数多くの実験の結果からもそういえるのです。私たちのもとには多くの修行者がいますが、これまで彼らを見ていると、クンバカをまったく行なわなくても、プーラカとレーチャカの実践だけで、もっとも重要な「チャクラ」のいくつかが活性化しはじめることがわかっています。もちろん、より高く進

郵便はがき

料金受取人払郵便

神田局
承認

1124

差出有効期間
2025年9月30
日まで
（切手不要）

101-8791

535

千代田区外神田
二丁目十八─六

春秋社

愛読者カード係

＊お送りいただいた個人情報は、書籍の発送および小社のマーケティングに利用させていただきます。

(フリガナ) お名前	歳	ご職業
ご住所 〒		
E-mail 小社より、新刊／重版情報、「web 春秋 はるとあき」更新のお知らせ、イベント情報などをメールマガジンにてお届けいたします。	電話	

※新規注文書（本を新たに注文する場合のみご記入下さい。）

ご注文方法 □**書店で受け取り** □**直送(代金先払い)** 担当よりご連絡いたします。

書店名	地区	書名		冊
				冊

ご購読ありがとうございます。このカードは、小社の今後の出版企画および読者の皆様とのご連絡に役立てたいと思いますので、ご記入の上お送り下さい。

〈書　名〉※必ずご記入下さい

●お買い上げ書店名(　　　　地区　　　　　　書店　)

●本書に関するご感想、小社刊行物についてのご意見

※上記をホームページなどでご紹介させていただく場合があります。(諾・否)

●ご利用メディア

新聞(　　　)
SNS(　　　)
その他
メディア名
(　　　)

●本書を何でお知りになりましたか

1. 書店で見て
2. 新聞の広告で
(1)朝日 (2)読売 (3)日経 (4)その他
3. 書評で(　　　　紙・誌)
4. 人にすすめられて
5. その他

●お買い求めになった動機

1. 著者のファン
2. テーマにひかれて
3. 装丁が良い
4. 帯の文章を読んで
5. その他
(　　　)

●内 容

□ 満足　□ 不満足

●定 価

□ 安い　□ 高い

●装 丁

□ 良い　□ 悪い

●最近読んで面白かった本　(著者)　(出版社)

(書名)

㈱春秋社　電話 03-3255-9611　FAX 03-3253-1384　振替 00180-6-24861
E-mail : info-shunjusha@shunjusha.co.jp

歩するにはクンバカは必須のものです。注意を払いつつ修行を進める場合には、クンバカも調気法自体も危険なものではありません。

調気法の時間の長さは心の中で判断します。身体面の修行者も精神的修行者も、最大の集中力をもって調気法を実践するようにしてください。心は呼吸の動きをしっかり追っていなければいけません。しかし、調気法の実践中に「マートラー」(時間の単位)を数えているとき、呼吸への集中がかき乱されることがよくあります。また精神的修行者は、修行が進んでくると、身体の内部や外部のある点に意識を集中することが必要となりますが、やはりマートラーを数えているときに少し気が散ることがあります。集中力に影響を受けることなくなんとかマートラーを数えられる人は、いったんマートラーを数えると決めたら、ちゃんとそのように実行しましょう。

ウジャーイー調気法のレーチャカは左の鼻孔で行ないます。どの段階においても肺のコントロールを忘れてはいけません。胸をリラックスさせるときはゆっくりと最後まで均等に行ないましょう。このとき、声門は部分的に閉じたままにしておきますが、これによって発せられる摩擦音は低く一定の調子を保ったものでなければなりません。

またレーチャカでは、最初から腹部の筋肉をだんだん収縮させていき、胸部が最大限に収縮しても、最後の一ccの息を吐き出すまで腹部を収縮させつづけます。といっても、これは身体に緊張を強いてもよいということではまったくありません。そうではなく、過度の緊張をかけることなく、できるだけ徹底的に息を吐かなければならないということです。読者の中には、レーチャカの場合、プーラカやクンバカに比べて過度な緊張がかかる可能性は少ないことに気づく人もいることでしょう。しかし、注意すべき相違点は他にもあります。それは、普通に健康な人の場合、プーラカとクンバカの長さが適切な比率を超えてしまうと、心臓よりも肺を損ないやすく、一方、過度に深いレーチャカは肺よりも心臓に影響をおよぼしやすくなるということです。レーチャカはつねにプーラカよりも長い時間をかけますが、そのオーソドックスな時間の比率は二対一だということを念頭に置いて、この標準値に近づけるようにしてください。またこのとき、吸息をあわてて行なわないよう、レーチャカをあまり長く延ばさないようにすることも大事です。さらに、プーラカ、クンバカ、レーチャカの時間の比率は、調気法を一回行なうときだけでなく、続けて行なうときも快適にできるように決めます。たとえば、一度にウジャーイー調気法を十四回続けて行なう場合は、それが終わるまでの各回のあいだにあわてて普通の呼吸をしたくなるようではいけません。一度に調気法を何回行なうにしても、どの過程においても過度に息が切れるような感じがしてはいけないのです。このように、一回の調気法における時間配分を決めるときだけでなく、一度に続けて行なう回数を決めるときにも、適切な注意を払うようにしましょう。

▽調気法の精神的効果

調気法はヨーガの中でも非常に重要な行法です。そういうことから、ヨーガの伝統的なテキストによると、多くの権威ある人々は、心身を浄化するのに調気法以外の行法は必要ないとさえ感じていたようです。「一部の師たちは、調気法によって初めて、すべての不純物《マラ》は根絶できると主張し、他の行法は必要ないという」(『ハタ・ヨーガ・プラディーピカー』II－37)。この意味するところは、前に述べたような内受容性緊張反射の視点から考えるとはっきり理解できます。肺胞の表面は非常に広い内受容性の領域です。肺胞は、細気管支、気管支、気管、喉頭および鼻とともに、ホメオスタシスの維持に必須の、流動的な「姿勢反応系」を獲得するのに最高の媒体です。呼吸メカニズムを介して作用する内受容性緊張反射がどのようにこの姿勢反応系の流動性を維持しているのかをはっきり理解したとき、初めてヨーガにおける調気法の重要性も理解できるでしょう。呼吸系の神経支配は明らかに高次の神経活動をともなっています。呼吸を制御する領域は延髄や橋だけでなく、視床下部より上位の大脳辺縁系もそれに影響をおよぼすことがわかっています。このように、神経解剖学的立場からみても、呼吸を制御することによって自律的な脳脊髄インパルス(いわゆる随意・不随意の神経メカニズム)を統合できるようになる可能性は大いにあるのです。

　また呼吸によって、動物のさまざまな行動パターンもだいたいわかります。呼吸が行動や行動障害と関係していることは、今日の科学界でますます認識されるようになっています。精神的努力やさまざまな感情ないし行動様式によって呼吸がどのように変化するか、数多くの研究が行なわれており、たくさんの実験データが集められてきました。こうした関連でいえば、従来、肺結核や喘息のような疾患は人格的な葛藤に関係しているとされていましたが、今日そのような葛藤がこれらの疾患の発病や進行の重要な因子になっていると推測されているのは興味深いことです。[1] しかし残念なことに、心因性因子の呼吸におよぼす影響については慎重な観察・実験・分析がなされているのに対して、その逆の過程、とくに調気法におけるコントロールされた呼吸が心理面におよぼす影響については、それほどの注意をもって研究されてきませんでした。呼吸の効果について欧米で行なわれた数少ない研究によると、力強く深呼吸するブリージング・エクササイズを行なったあと、身体のさまざまな臓器に生化学的な変化が起きることが観察されています。しかし呼吸の内受容性緊張反射については、先に挙げたバラック博士の研究を除いてはまだ研究がなされていません。調気法の呼吸のメカニズムや効果は通常の呼吸とは大変異なりますが、欧米ではそれほど認識されていないために、まったく議論されていないのです。私たちの研究所が行なった調気法についての実験によると、これまでのところはまだその生化学的な面にかぎられていますが、力強い呼吸の生化学的効果は調気法とは異なることが確認されました。調気法が人間の内的および外的行動に与える有益な影響に関してヨーガがとくに主張していることは、まだ科学的な研究の途上にあるのです。

古代のヨーガ行者は、調気法は非常に大きな効果をもたらすと主張しています。調気法は「脈管の浄化」(ナーディ・シュッディ)をもたらすだけでなく、脳を介してまさにインパルスの通り道を変化させ、その結果、つねに心の安定をもたらすと述べているのです。「調気法を規定どおりに修練した結果、脈管の組織が清掃されたなら、プラーナ(生気)は容易にスシュムナー(脊髄中にある主要な微細次元の脈管)の入口を開いて、その中に入る。生気が中央にあるスシュムナーを流れたとき、心は不動になる」(『ハタ・ヨーガ・プラディーピカー』II―41、42)。普通、これらのインパルスは「側頭領域」を通っており、それによって自己中心的になり心の不安定さが高まるのです。逆にインパルスが「中心領域」をめぐると、心の平安がもたらされます。その結果、心のエネルギーは容易にコントロールされ、より高い目的へと方向づけられるようになります。しかし、この中央の脈管（スシュムナー）はふだんは「粘液質《カパ》」によってふさがれています。そこで、調気法のとくにバストリカーを行なうと、この障害物が取り除かれて脈管が活性化します。「スシュムナーの入口をふさぐ粘液等の障害物を取り除くバストリカーとよばれるクンバカは、とくに修練しなければならない」（『ハタ・ヨーガ・プラディーピカー』II―66、67）。いったんこの中央の脈管が開かれると、それは徐々に確実なものになり、その結果心がますます不動になっていきます。

ここで、トゥレーン大学のヒース博士らが近年行なった精神分裂症の研究について述べるのも興味深いことでしょう。博士らは脳には二つの異なった回路があるという前記の話と類似した仮説を立てました。その二つの回路とは、①中隔領域をめぐる促進的な回路、②側頭領域を通って作用する抑制的な回路です。この説を展開するためにトゥレーン大学の精神科と神経科で多くの研究が行なわれ、「精神分裂症の研究――心と脳の関連への多学問領域からのアプローチ」[2]と題する学部論文でその論証が詳細に述べられています。この仮説を証明するため行なわれた実験は、電極を人の大脳皮質下に差し込み、そこにリード線を通して刺激を与え、その人が思ったことを話してもらい、それを記録するというものでした。しかし、彼らによると、この方法はいまだ未完成であまり満足できるものではない、ということです。しかしこれまでの研究から、彼らが仮定するように、二つの回路が存在する可能性はじゅうぶんにあるといってもよいでしょう。

古代のヨーガ行者が示した「中心領域」は正確には中隔領域ではないようです（「中心領域」の活性化とともに、呼吸も停止すると彼らは主張しています）。もっと正確にいうと、古代のヨーガ行者は、人間には目に見えない脳の回路が二つあるという仮説を立てています。それは、①「中心回路《マディャ・パタ》」、②「上位回路《ウルドヴァ・パタ》」です。この後者が活性化されたときに「サマーディ」の境地になると考えられますが、神経解剖学的にこれらの位置を確かめるのは困難です。

しかし、呼吸の神経支配が延髄上の経路を介していることを考慮に入れるなら、調気法が新しいインパルスの回路を活性化するというヨーガ行者の経験的な主張はまったく肯定すべきものであるように思われます。しかし、そのためにはトゥレーン大学の科学者グループのように、多くの学問領域からアプローチして慎重な試験や研究を行なう必要があります。その際、ヨーガの修行が進んだ人を研究するなら、古代のヨーガ行者の主張を合理的に説明するのに大いに役立つでしょう。

パタンジャリは、賢明な調気法は私たちを暗闇にとどめる障害を打ち破ることができると述べています。すなわち調気法は、自己実現に至るドアを開いてくれるのです。「調気法を行じることによって、心の輝きを覆い隠していた煩悩が消え去る」（『ヨーガ・スートラ』II—52）。

呼吸を調節する中枢は延髄にありますが、呼吸を停止させる中枢は側頭葉の先端近くに位置しています。たとえば、呼吸の停止をもたらす「ケーヴァラ・クンバカ」もこの中枢を介したものと考えられます。側頭葉の先端には自我意識の中枢もあります。この二つの中枢がたがいに近くに存在していることが、ヨーガ行者にとって調気法を重要たらしめているのです。彼らによると、呼吸の停止は自我意識の停止ももたらすということになります。自我意識は物事を対立的に二分するすべての「人間の思考や行動」の「種子」と呼ばれ、神経症的な状態の多くはこれに過度に支配されることによって生じるというのです。

1. Brown, Lawranson, 'The Mental Aspect in the Etiology and Treatment of Pulmonary Tuberculosis,' *International Clinics*, 1933, vol.III, pp.149-74, and French,Thomas & Alexander Franz, 'Psycogenic Factors in Bronchial Asthma' Part I, 'Psycho-somatic Medicine' Monograph IV-1941, p.236.
2. Harvard University Press, 1954.

呼吸の調節作用

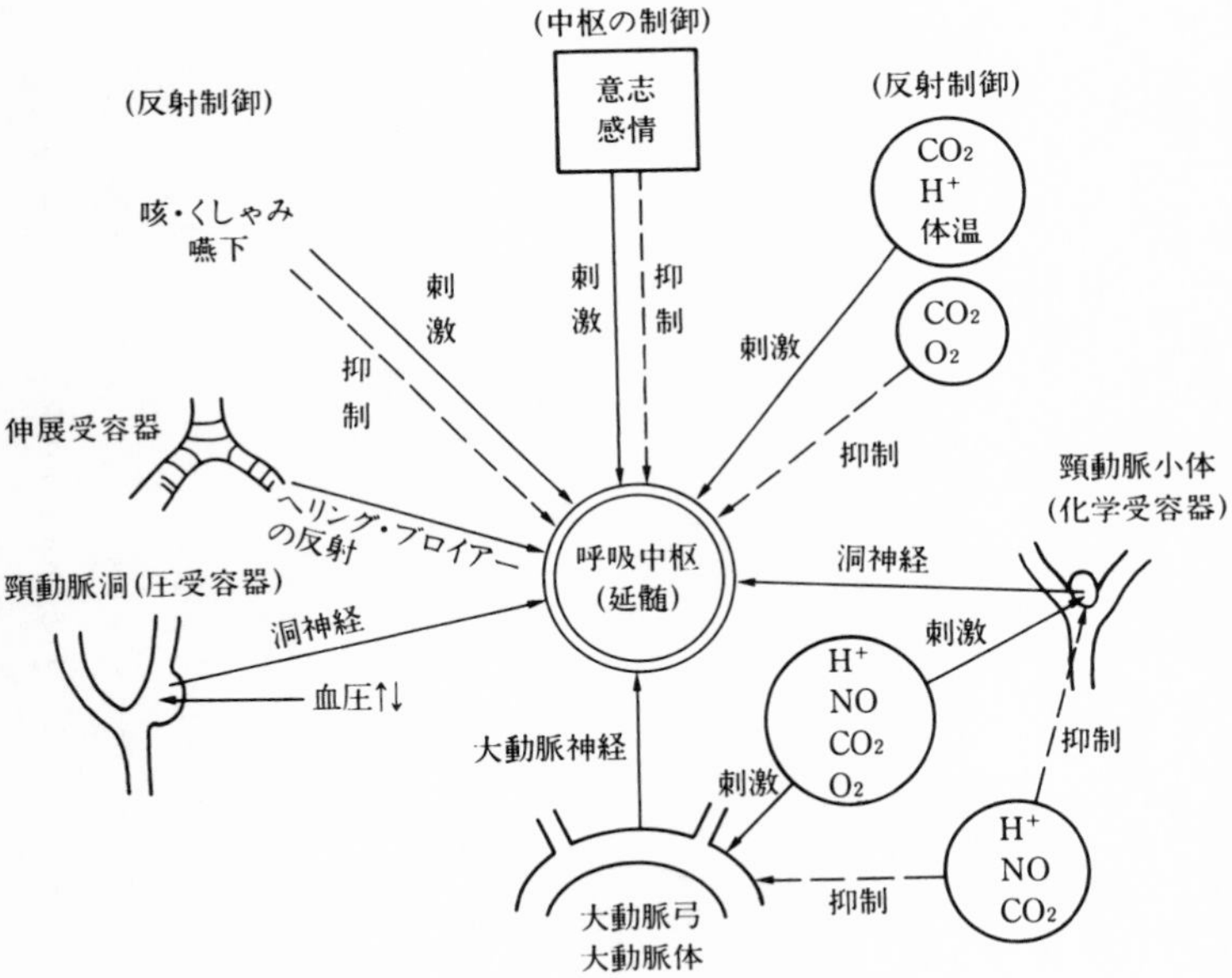

調気法では図にあるような要素がすべて利用されます。調気法の準備としては、感情的な緊張を鎮めることが必要です。訓練を積むにつれて、意志による制御によって呼吸中枢は血液中の大きな化学的変化に耐えられるようになります。同時に圧受容器の助けを借りて、完全な呼吸停止である「ケーヴァラクンバカ」が生じます。このクンバカは光明、すなわち大いなる存在を直観的に理解する力を覆っている「カーテンを開く」といわれています。

第4章　身体浄化法、食事の原則

ヨーガ・セラピーで用いられるその他の行法には、さまざまな浄化法や身体を新しい環境に順応させる特別な方法があります。ここではその中からいくつか主要なものを取り上げましょう。

◉鼻・喉の浄化法

(a) 鼻の浄化法

鼻は呼吸器系の最初の門で、耳や手足の指のように身体の末端でもあります。

前章でも述べたように、身体を外界の温度変化などに適応させるために、血管は拡張・収縮を繰り返しており、これはとくに身体の末端部分で顕著に見られる現象です。しかし、このメカニズムに狂いが生じて、末端で血管が拡張し、身体の中央に近い小動脈や小静脈が収縮したりすると、うっ血が起こり、血管拡張・収縮の自然なサイクルは乱れてしまいます。この現象は心身症でよく起こり、この時点から悪循環が始まるのです。空気中につねに存在しているウイルスは、鼻のうっ血した粘膜をよい住みかとして繁殖します。当然のことながら、粘膜はそれによっていっそう刺激に敏感になり、くしゃみや鼻水が出たりしますが、これは有害なウイルスなどを追い払う最初の自然な反応です。しかし、これは刺激が一時的で、なおかつ刺激物が取り除かれた場合にだけ所期の目的を達したといえるもので、うっ血が長く続いた場合はこの自然なプロセスはうまくいかなくなり、悪循環が続いていわゆる「慢性鼻炎」へと発展していきます。

血管運動のサイクルに影響をおよぼす因子は、気温、浸透圧の変化、湿度、空気中のほこりや微粒子です。ほこりや微粒子は粘膜を刺激するだけでなく、粘膜をすりむき、表面を傷つけます。そうした刺激やうっ血状態が、粘膜に炎症反応を起こしやすくするおもな原因となるのです。

このような種々の因子に対して鼻粘膜を順応させ、慢性鼻炎へと発展するのを予防する合理的な方法があります。ヨーガで、「ネーティィ」「カパーラバーティィ」と呼ばれている行法がそれです。

最近、これらの用語の使い方が混乱しているようですが、伝統的なテキストによると、正しくは「ネーティィ」という語は、粘膜を丈夫にし、ほこりや微粒子の摩擦効果に耐えられるようにする行法を指すときだけに用いられるもので、また、「カパーラバーティィ」という語は、粘膜を水や力強い空気の流れで洗浄するときに用いられてきました。しかし、現在ではカパーラバーティィは空気で洗浄する行法を指し、ネーティィは鼻の粘膜を水で洗浄したり、摩擦してマッサージする行法を意味します。それにともなって最近では、(1)ジャラ・ネーティ――鼻を水で洗浄する、(2)スートラ・ネーティ――摩擦でマッサージすることにより粘膜を丈夫にし、ほこりなどの環境に対して慣れさせる、(3)カパーラバーティ――鼻腔を空気で洗浄する、というように言い分けられるようになってきました。伝統的なテキストによれば、これらはそれぞれ、ジャラ・カパーラバーティ、ネーティ、ヴァータ・カパーラバーティにあたるものです。

▽ジャラ・ネーティ（伝統的にはジャラ・カパーラバーティ）

鼻を水で洗う伝統的な方法は次のとおりです。

①ヴィウットクラマ・カパーラバーティ――手のくぼみに水を取り、鼻先に触れるように上くちびるの上にもっていきます。口の中の奥と下顎を引き下げます。こうすると鼻の床が傾き、水を吸い込んだとき水は鼻の床を流れるだけで、上方の嗅覚神経末端を刺激しません。鼻から水を入れ、口に吸い込んで吐き出します。これを二、三回繰り返します。これを行なうときは頭を少し前に傾けるとよいでしょう。

②シートクラマ・カパーラバーティ――一、二回うがいをして口の中をきれいにします。口いっぱいに水を含んで口の中の奥と下顎を引き下げます。次に少し前かがみになり、鼻から息を吹いて、

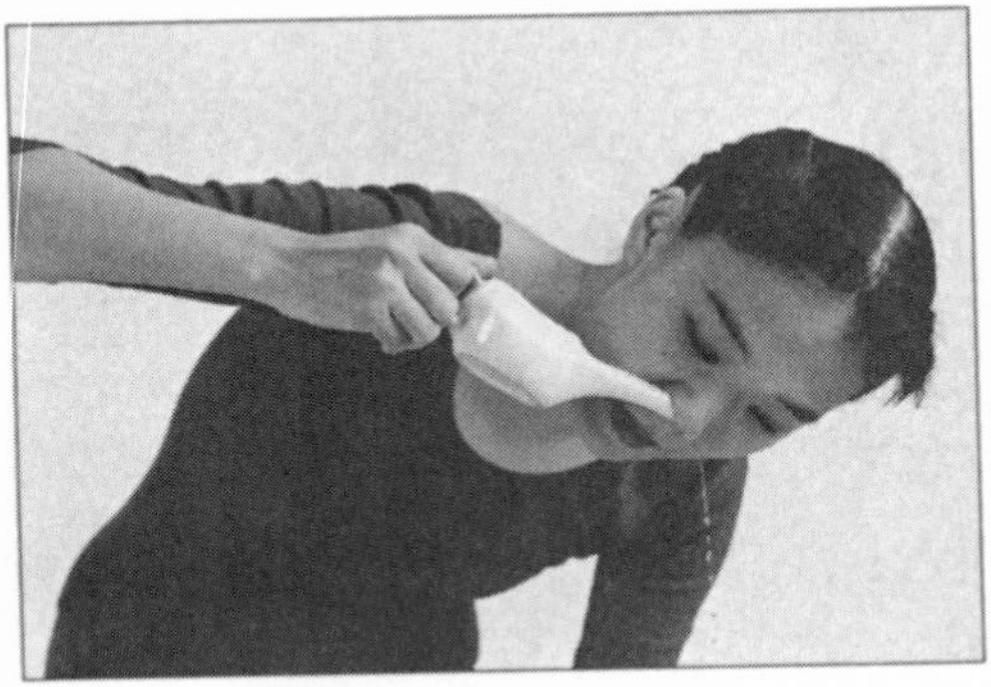

簡単なジャラ・ネーティ

同時に喉音を出すときにするように舌の付け根を上顎の後部に触れさせ、口の後部にある水を押し出します。そうすると水は鼻の床をつたって流れ出ます。

以上の二つは伝統的なジャラ・カパーラバーティですが、次に今日行なわれている簡単なジャラ・ネーティの方法を紹介しましょう。

③初心者はポット（水差し）を使って鼻を洗うことをお勧めします。細長い口がついている水差し、あるいは急須を選ぶとよいでしょう。頭を横に傾けてわずかに下へ向けます。ポットの口を上側の鼻孔に差し込み、水を入れ、口を開け、口から息を吐きます。そうすると水は反対側の鼻孔を流れ、また口のほうにも流れて出てきます。同様に反対側も行ないましょう。

これらの行法で使う水には塩を溶かしますが、濃さは高浸透圧から低浸透圧のものまで使うことができますし、温度も温かい（耐えられる熱さ）ものから冷たいものまで使うことができます。しかし、初めはぬるい生理食塩水を使います。それから、徐々に耐えられる範囲で水の温度を上げ、濃度を高めて高浸透圧に変えていくのです。そのあとふたたび水の温度を下げ、濃度も低くして低浸透圧にもどしていきます。そうすると最終的には鼻の粘膜を刺激することなく常温の水を使うことができるようになります。

こうした手順をふむのは、これらの行法を通じて鼻を洗浄するだけでなく外気の温度や浸透圧のさまざまな変化にも慣れさせようとの考えがあるからで、このように訓練された鼻は自然に血管リズムを気候の不良に合わせることができるようになるでしょう。

▽**スートラ・ネーティ**（伝統的にはネーティ）

伝統的な方法では、約四十五センチメートルの長さの一束の綿の糸の三分の一をよじって熱い蜜ろうに浸し、さまして、固くしなやかにしたひもを用いていました。これが「スートラ・ネーティ」（またはネーティ）で、このひもで鼻孔の粘膜を摩擦しマッサージすることをネーティ・クリヤ、または単にネーティといいます。ひもの残り三分の二は長い糸のふさになっています。

その手順を紹介しておくと、まず口の奥と下顎を下げて、固いろうがついたひもの先端を片方の鼻孔の床にそって入れていきます。先端が喉の奥に触れたら口を開け、人差し指と中指（親指と人差し指を使う人もいます）を口のずっと奥、喉が開いているところに突っ込んで、ひもの先端をつかんで引き出します。ひもの固い部分が喉から出たら、鼻の外に出ている「ネーティ」のふさの端をもう一方の手でつかんで、ひもを前後に動かします。十回から十五回摩擦したら、ひもを口から完全に引き出し、きれいな水で洗って、反対側の鼻孔も同じように摩擦します。

これは鼻の粘膜を「丈夫にする」あらっぽい方法で、粘膜を傷つける埃などの粒子の摩擦に耐えられるようにするものです。しかしそれもゴムが出現する前の方法で、今日ではひものかわりにさまざまなサイズの尿道カテーテルを用いることができるようになりました。そのサイズは一般に四～六号が適しており、これは殺菌消毒し、きれいに洗浄しておくことができます。この行法によって鼻の粘膜が丈夫になり、埃の粒子などによる刺激に順応できるようになります。

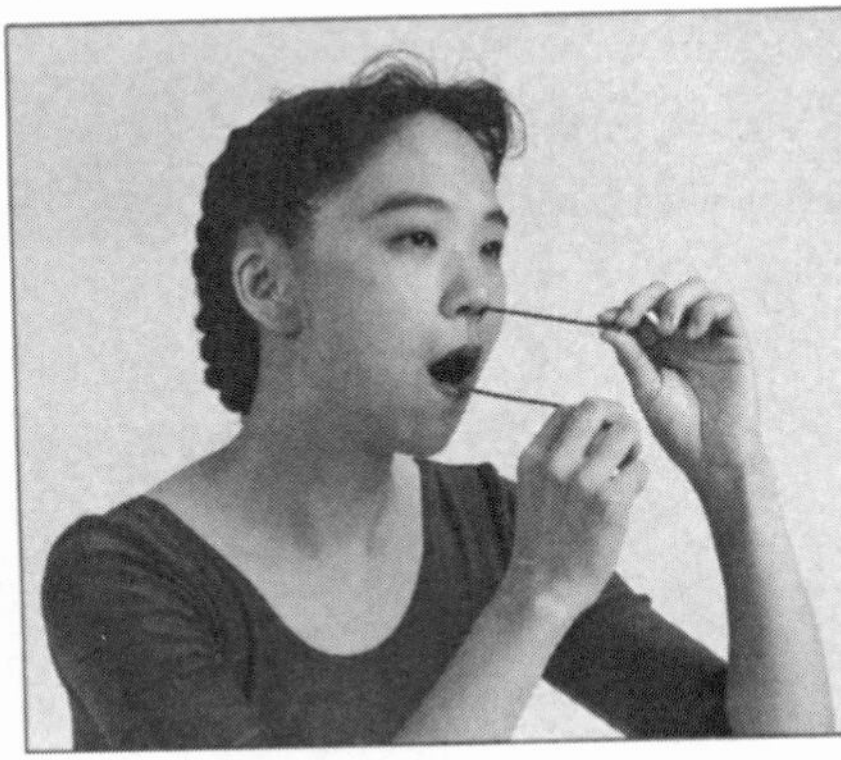

スートラ・ネーティ

▽**ヴァータ・クラマ・カパーラバーティ**（いわゆるカパーラバーティ）*

この行法では息を鼻から繰り返し早く吐き出します。このとき、ふだん鼻をかむときのようにしてはいけません。鼻をかむことは、慢性鼻炎の合併症、たとえば副鼻腔炎、鼻中隔異常などの原因になるのではないかと考えられており、それによって悪循環におちいるからです。粘膜が炎症を起こしてうっ血しているときに鼻を押さえると、鼻水などの分泌物が出るのを防ぐことはできますが、両鼻を押さえられている力で分泌物はさまざまな洞へ押し流されてしまい、洗浄しにくいところにまで炎症が広がってしまいます。また、息を吐くときにうっ血した鼻孔内に高い圧力があると、鼻中隔が反対側へ押しやられ、そのようなことが何度も繰り返されると鼻中隔の異常が促進されてしまうのです。

＊『ゲーランダ・サンヒター』では、調気法のうちで二つの鼻孔から交互に呼吸する行法のことカパーラバーティと呼んでいます。この調気法にかぎって止息はありません。ここに取り上げるカパーラバーティは、インド全国で伝統的に受け入れられているものです。

カパーラバーティでは鼻孔を大きく開いておきます。この行法の前にネーティで鼻の中の汚れを取り除いておきましょう。そうしておいて、まず腹部の下からまん中の部分を引きしめて力強く息を吐きます。このとき、肛門も自動的に収縮し引き上げられますが、意識的に骨盤底を収縮させて引き上げるようにするとなおよいでしょう。そうすれば息をいっそう強く吐き出すことができるからです。そのあとすぐに腹部の筋肉をゆるめると空気は自動的に肺に入ってきます。それからすぐ二回目の呼吸を続け、一秒間に二回のスピードでできるだけリズミカルに一度に十回から二十回の呼吸を繰り返します。この間、胸を広げることによって圧力が上のほうにかからないように、できるだけ胸を動かさないようにしましょう。腹部を引き締めるたびに胸を引き上げて広げてしまいがちだからです。そうなると、横隔膜が押し上げられるかわりに、その両側が引き上がって平らになってしまううえ、広がった胸の圧力があらゆる方向に拡散してその効果が消えてしまいます。一方、腹部が引きしまって

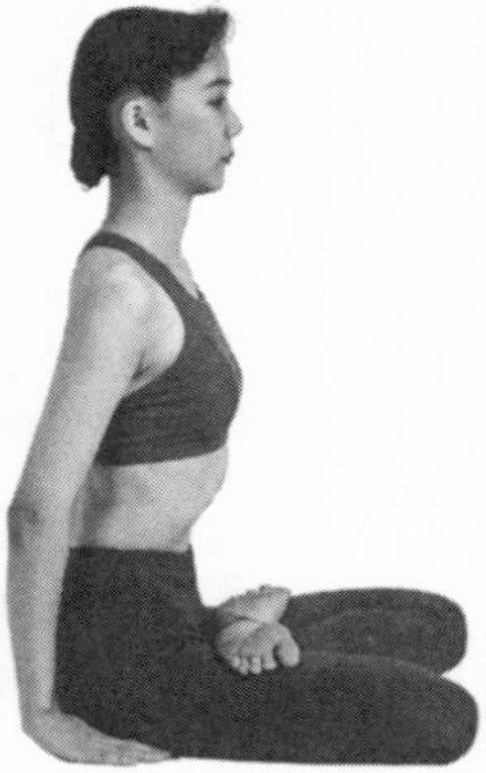

カパーラバーティ
（息を吐き切ったとき）

いるときに胸が広がらないようにすると、横隔膜のまん中の部分だけが押し上げられ、息を吐く力が体軸方向にかかり、鼻孔を通る息の流れはいっそう強くなります。

カパーラバーティの目的は、非常に力強い空気が鼻孔を流れることによって、洞が広がるだけでなく外鼻孔の小さな溝すべてに吸引力がかかり、それによってそこによどんでいる物質が発散して取り除かれることだと考えられます。カパーラバーティという言葉が、輝かせる、つまり「頭蓋」（カパーラ）をきれいにするということを意味しているのも、そんなところからです。一般的にカパーラという言葉は前頭部をあらわします。ですから、カパーラバーティは、うっ血したり感染しやすい部位である洞や鼻腔などを含む前頭部を輝かせる、つまり浄化する行法であるといえます。

ジャラ・ネーティとカパーラバーティのあいだに長いウディヤーナを二、三回行なうとよいでしょう。カパーラバーティでは鼻孔から鼻水や分泌物がほんのわずかしか出ませんが、ウディヤーナ・バンダを行なうと、それによって生じる大気圧以下の圧力のおかげで、鼻腔の割れめに残っている水気が引き出され、洞に与える効果は増すでしょう。

(b)喉の浄化法

アーユルヴェーダでは、喉は「サプタパタ」といわれ、これは「七つの道に通じる広場」という意味です。この七つの道とは、二つの鼻孔、中耳へつながる二つの耳管、食道、気管、そして口です。口へ開く扉は扁桃によって守られています。扁桃は二つの柱のあいだに立っている二人の衛兵のようなもので、その扁桃の根元は十字に交差したいくつかの筋肉の密集した層でできています。この筋肉は口を開けたり食べ物をかむときに使われ、扁桃に血液を供給する小動脈や血液を送り返す小静脈は、この密集した筋肉層を通っています。残念なことに、柔らかく調理されたものを食べる習慣のついた現代人は、めったに固いものをかみ砕くことがありません。扁桃が感染して、とくにそれが少し長引くと、炎症が扁桃の根元に広がってしまいます。炎症を起こした筋肉は小動脈や小静脈を圧迫するため、扁桃がもっとも必要としているときにじゅうぶんな血液が供給されないという事態を引き起こしてしまいます。さらに感染が慢性的になると筋肉層の繊維は癒着し、いっそう悪化してしまいます。このため、血液を供給されることによって生きのびていた扁桃の小動脈や小静脈は圧縮され、組織の抵抗力が落ちて敗血症になることさえあります。

こうなったらまったく大変です。なぜなら扁桃は呼吸器系と食道の入口を守る兵隊なのですから。慢性的な感染症は隣接する組織に広がり慢性咽頭炎を引き起こします。そうすると今度は耳管の入口に悪影響がおよぼされ、いわゆるカタル性の聴覚障害や頭部の雑音をもたらします。繊維の癒着は耳管をふさぎ、空気の通りを悪くしてしまいます。空気の通りは両側の中耳と外耳のあいだにある鼓膜に等しい圧力をかけるのになくてはならないもので、普通、飲み込むごとに空気が通り、両側の鼓膜に圧力が等しくかけられ、音の振動を感じるように保たれています。この両側の鼓膜にかけられる圧力の機構が阻害されるとカタル性の聴覚障害を引き起こし、さらに感染が耳管を通って中耳にいたると、やっかいなことになります。出口を見つけられない膿が、その圧力で鼓膜を破り、慢性的な耳だれ（耳漏）という状態になるわけです。

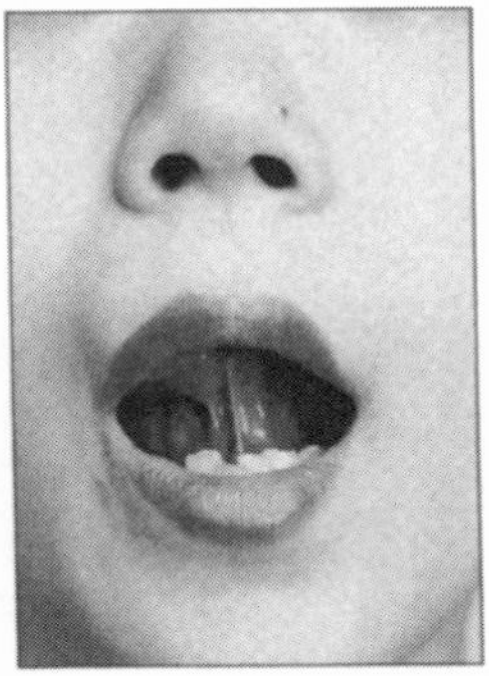

ジフヴァー・バンダ

以上、慢性扁桃炎や咽頭炎、その合併症について述べました。この記述からもわかるように、これらの病気を予防するもっともよい方法は、喉の筋肉の運動によって扁桃に血液をじゅうぶんに供給することです。ヨーガではジフヴァー・バンダとシンハ・ムドラーという行法を用いて予防します。

▽**ジフヴァー・バンダ**（舌のバンダ）

舌を上顎に押しつけます。といっても舌を丸めるのではなく、舌の付け根から先端まで全体を口の奥から上顎全体に押しつけるようにします。とくに舌の付け根は注意して口中の奥の筋肉に押しつけてください。初めは反射的に一、二回せきが出るかもしれませんが、やがては出なくなります。舌をうしろへ少し引くと舌の先端が歯槽のへりに触れます。それから、口をできるだけ大きく開けます。

そうすると舌小帯が大きく引っぱられます。しかし、これはこの行法の肝心な部分ではありません。肝心なのは喉の表面や首の上方部分までもが引っぱられていると感じることです。こういう点から、ジフヴァー・バンダはしばしばジャーランダラ・バンダの代わりに用いられるほど重要です。調気法でジフヴァー・バンダをするとき、口は開けません。実際、口を開けないでもジフヴァー・バンダは可能です。バンダを完全なものにするには、舌の付け根を上顎の奥にしっかり押しつけることです。こうして、喉のうしろの壁、上顎の奥、舌の付け根の三つの部分がしっかりと合わさることによってバンダは完全なものとなります。このようにすると、喉の筋肉のほとんどすべてが活動します。

▽**シンハ・ムドラー**（ライオンのシンボル）

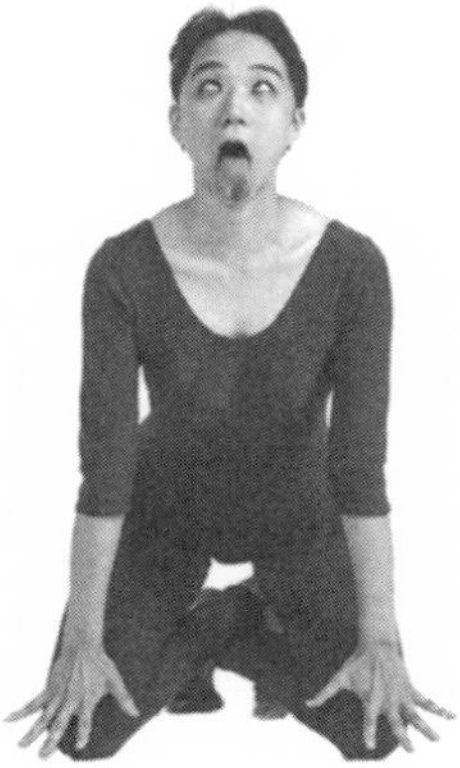

シンハ・ムドラー

口を大きく開けて舌の先端が下顎の先に届くぐらいできるだけ長く出し、同時に眉間を見つめます。一般にシンハ・ムドラーはライオンのポーズをするときに行ないます。ひざまづいて足首を交差し、かかとを会陰の下においてしゃがみます。舌を出すとき、ひざの上においた両手は指を広げ、身体全体も緊張させます。シンハ・ムドラーは普通ジャーランダラ・バンダ、すなわち喉のバンダとともに行ないます。

シンハ・ムドラーはライオンのポーズの一部ではありますが、前記のように喉の体操として別々に行なってもよいでしょう。

シンハ・ムドラーをすると、それがいかに喉の筋肉にとってよい運動になるのか実感できると思います。このように、ジフヴァー・バンダとシンハ・ムドラーは喉の筋肉の運動になるだけでなく、繊維の癒着の予防にも役立つことでしょう。

一般に、慢性扁桃腺炎には生理食塩水でうがいをするのも効果的です。うがいをする前に、①ハリータキー(アーユルヴェーダに用いられる薬草)の粉末［トリパラー(ハリータキー・ヒビータキー・アーマラキーの三つの果実)の粉末ならなおよい］、②ウコンの粉末、③岩塩、の三つを同量ずつハチミツに混ぜ、ペースト状にして扁桃をマッサージしてください。このペーストを使って扁桃の下のほうから上のほうにマッサージしていくと、口から分泌液がしたたってきます(ウコンはよい消炎剤です。岩塩は高い浸透圧をもたらすので扁桃から吸引します。ハリータキーの粉末は収斂性があり、ハチミツは殺菌作用があります。ですから、このペーストは扁桃をマッサージするのにとてもよい配合になっています)。

それから温かいお湯でうがいをしますが、これは扁桃をよく洗浄するとともに熱を与える役割ももっています。この後にジフヴァー・バンダとシンハ・ムドラーを行なうとよいでしょう。

一回の練習で、ジフヴァー・バンダとシンハ・ムドラーは二、三秒ずつ交互に行ないましょう。初めはそれぞれ三回ずつ、次の段階では、一週ごとに一回ずつ増やして六回ずつ行ない、これを通常の回数とします。それらは首の筋肉を強くする次の行法とともに行なうと一層効果が高まります。

▽ブラフマ・ムドラー

ブラフマ・ムドラーは、ヒンドゥーの三大神のうちの四つの頭をもつブラフマーを象徴しているので、そう呼ばれます。この行法では頭部を前後左右に動かします。

まず、ひざに手を置いた蓮華坐の状態から、頭をうしろにできるだけ倒して、喉を伸ばしていきます。鼻先を見つめ歯を強くかみ、頭はリラックスさせて二、三秒保ちます。次にゆっくりと頭部を前に曲げていき、顎を胸につけます。眉間を見つめ、歯をかんで頭をリラックスさせながら二、三秒保ちます。頭を起こし、できるだけ肩の上に顎がくるように頭を右にねじっていきます。このとき頭を下げないようにしましょう。できるだけ右のうしろのほうを見るようにして、そのまま二、三秒保ちます。次にゆっくりと頭を正面にもどし、同様に左にねじっていきましょう。顎を左肩の上にもってきたらできるだけ左後方を見るようにして二、三秒保ち、正面に向きなおります。

以上がブラフマ・ムドラーの一ラウンドです。最初は三回行なえばじゅうぶんで、それから一週ごとに一回ずつ増やして六回までにしていきます。これが通常行なう回数です。

ブラフマ・ムドラーは首の筋肉を強化するだけでなく、頭部への血液の循環をよくし、うっ血を緩和します。

以上のネーティ、カパーラバーティ、ジフヴァー・バンダ、シンハ・ムドラー、ブラフマ・ムドラーは、耳、鼻、喉の慢性疾患に対するすぐれた治療法です。

ブラフマ・ムドラー

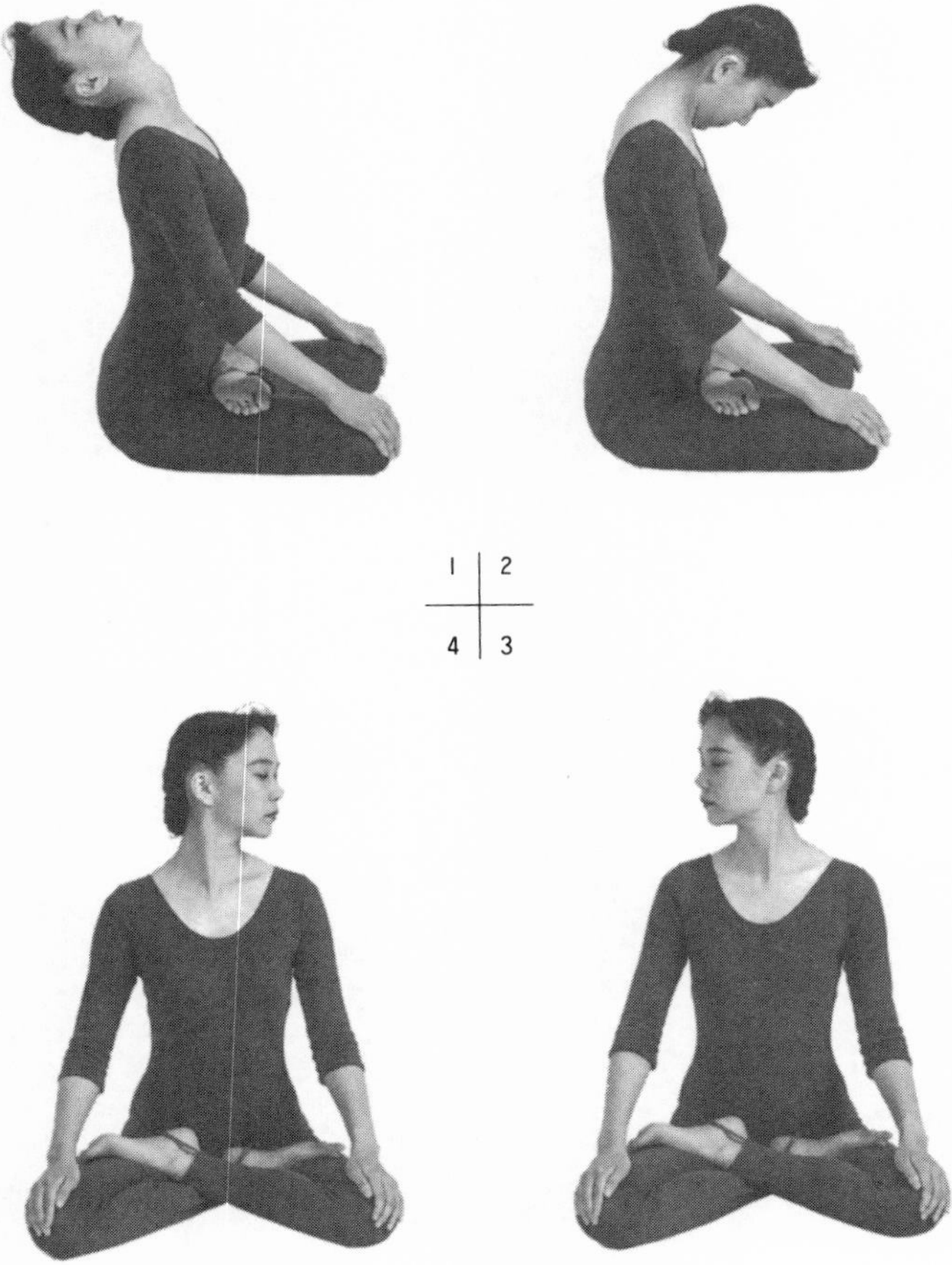

◉胃の浄化法

ヨーガには胃を洗浄したり健康を回復する方法がたくさんあります。おもな方法は次の通りです。

○ダンダ・ドーティ――管《ダンダ》を用いて胃を洗浄する。
○ヴァストラ・ドーティ――長い包帯状の目の細かい布で胃を洗浄し胃壁をマッサージする。
○ヴァマナ・ドーティ――吐き気をもよおさせて故意に吐く。
○ガジャカラニーまたはクンジャラ・クリヤー――胃の内容物を故意に吐き出す。

これらの行法は胃の疾患だけでなく慢性気管支炎や喘息などの呼吸器系の疾患にも用いられます。胃の洗浄による刺激が反射的に呼吸器系の分泌物を溶解し、痰を吐きやすくするからです。また、呼吸器の疾患では多くの場合、身体全体の粘液の分泌が増す傾向があり、そのような患者の大部分は粘液状の分泌物を胃から出すことがあることもわかっています。通常の医療では、胃酸過多症に対しては頻繁な胃洗浄を処方しますが、ヨーガではそれを低酸症に対して勧めます。というのは低酸症の場合も、胃が余分な粘液を分泌する傾向があるからです。ヴァストラ・ドーティで粘液が取り除かれて胃壁が刺激されると、胃の動きが活発になるでしょう。胃酸過多症に対しては、ヨーガはそれが症状を軽減する場合を除いて、胃洗浄はあまり勧めません。それにかわって症状を鎮静させる方法や、酸分泌を抑えるギー（精製したバター）を入れたミルクなど酸・塩基両様に作用する食物の摂取をアドバイスします。

▽ダンダ・ドーティ

長さ約九十センチメートル、小指ほどの太さのゴム管を用いて行ないます。まずゴム管を殺菌して清潔な密閉容器に入れておきます。

以前は長さ約九十センチメートルほどのベンガルボダイジュの気根やバナナの葉の葉脈を用いて行なわれていました。気根を用いる場合は、なめらかに削ってから一晩水に浸して柔らかくしなやかにし、バナナの葉脈を用いる場合は火にあぶってじゅうぶんにしなやかにします。これらは一回使用したら捨て、毎回新しく作ります。これらが手に入らない場合は、同じ長さで手指ほどの太さの柔らかいロープを作ります。これは使うたびごとに清潔にしておきます。最近では、殺菌が可能で長もちするという理由からゴム管が用いられます。行法中にゴムが割れて事故が起きないように、ゴム管を使うときはいつでも、伸ばしてみてひびが入っていたり、くだけていたりしないか注意しましょう。

ダンダ・ドーティのやり方は次のとおりです。まず初めに温かい生理食塩水をできるだけ大量に（約二リットル）飲みほします。次に手をよく洗い、ゴム管の先端を喉にうまく入れ、ときどきぐっと飲み込むようにして喉の奥のほうへゆっくり押し込んでいきます。最初の数日は少しむかつくような感じがあるかもしれませんが、日ごとに感じなくなるでしょう。しばらくすると喉が慣れてきて、なんの「不快」も感じることなくゴム管を入れられるようになるでしょう。初めに吐き気があっても中断しないようにします。吐き気を防ぐもっともよい方法は、大きく開けた口から息を吐き出すことです。吐き気があると最初から水を噴き出してしまうことがありますが、とにかく水が外に出ればいいのですからこれはあまり問題ではありません。しばらくして吐き気がしなくなると、ゴム管が胃に到達した後、水はサイフォンの原理でゴム管をつたって流れ出てきます。ゴム管がよじれたり、またはサイフォンの働きが止まったりして急に水が出なくなったら、ゴム管を上下に動かしてふたたび水が流れ出るようにしてください。完全に水が出なくなったらゴム管を取り出します。この行法は、初めはとても難しく、また恐ろしく思えますが、数日もすればごく容易にできるようになり、子供の遊びのようになります。

ぬるま湯はその温かさのために、すべての分泌物を反射的に溶解させます。ゴム管を食道に入れると、気管壁も刺激され、食道の活動が気管に反射されて胸から痰が出やすくなります。ですからこの行法は胃の洗浄だけでなく、痰を取り除くすぐれた方法でもあります。吐くときの反射は気管壁をリラックスさせて開くので、分泌物が出やすくなります。とくに喘息の場合は、気管壁がけいれんして粘液のかたまりが気道をふさぐため、一方向のひだが形成されますが、呼吸困難を感じたときにすぐにダンダ・ドーティを行なうなら、いまにも起こりそうな発作を避けることができます。こういったことはヨーガ療法を受ける喘息の患者によく見られます（もし胃内容物の粘液がとても濃厚で粘りつくときは、たんなる生理食塩水よりも炭酸水素ナトリウム溶液を使うのがよいでしょう。炭酸水素ナトリウム溶液は粘液を溶解するだけでなく、発生する炭酸ガスが胃壁を刺激し動きを活発にします）。

▽ヴァストラ・ドーティ

この行法は、細長いなめらかな綿モスリンの布（長さ約五～六メートル、幅約六センチメートル）を用いて行ないます。布は殺菌し密閉容器に入れておきます。

ヴァストラ・ドーティは一般にダンダ・ドーティの後に行ないますが、例外もあります。まず手をよく洗い、事前にダンダ・ドーティを行なっていない場合はよくうがいをして口をすすぎます。次に布の入った容器を開けてぬるま湯を入れ、布を浸し、布の端を人差し指と中指のあいだにはさんで、口を大きく開けて喉の奥に手を入れ、同時に飲み込みます。ダンダ・ドーティのときと同様、たびたび吐き気をもよおすかもしれませんが、これは布の端を甘いミルクに浸しておくことで防ぐことができます。味をよくすることによって喉が受け入れやすく飲み込みやすくなるわけです。それでも吐き気をもよおすようなら、飲み込むのをやめてしばらく静かにしてから、ふたたび挑戦してください。また吐き気をもよおしたら、「ただ静かに」しています。根気よく喉をなだめすかしながら練習するのがコツです。そうすれば、驚くことにわずか数日で喉が慣らされ、スムーズに静かに五～六メートルの布を飲み込めるようになります。布の端は数十センチメートルぐらい口の外に出しておくようにしましょう。この行法は全過程を十五分から二十分間で終えなければなりません。というのは、それ以上時間をかけると胃の幽門が開いて、布の一部が十二指腸に入ってしまう恐れがあるからです。そうなると布が胃のもう一方の端にはさまって取り出すのが難しくなります。むりに引っぱると布が切れたり、組織を傷つけて出血が起こるかもしれません。どれくらいの長さの布を飲み込んでいようと、飲み込んでから約十八分後には布を取り出すようにするのがベストです。取り出すのは容易で、胃の粘膜によってぬるぬるになった布は軽く引っぱるだけでスムーズに出てきます。

胃に到達した布は、周期的に圧縮しねじれる胃壁のリズミカルな動きによってボール状になっていきます。布を入れることがまさに胃壁の刺激剤として作用するわけで、胃壁が布のボールを転がすにつれてボールもいっそう胃壁を刺激します。ボールが胃壁に接触するたびに布の縦糸や横糸の毛細管現象によって胃壁の余分な粘液が吸いとられ、ときによっては拭き取られます。布のひだが交互に圧縮されたりゆるんだりするのも同じような効果をもたらします。最終的に胃壁は余分な粘液の膜が取り除かれてきれいになり、蠕動運動も活発になります。

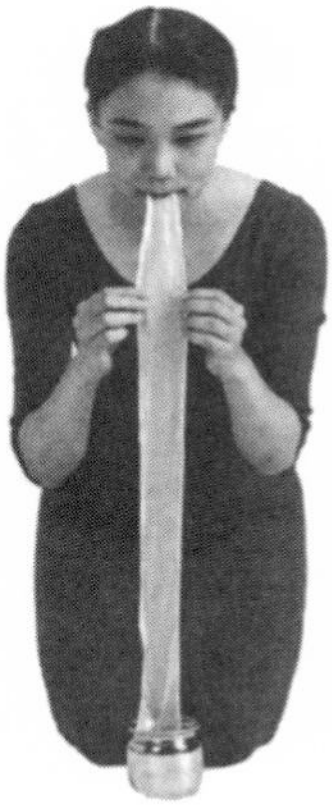

ヴァストラ・ドーティ

ダンダ・ドーティは胃の内容物にある粘液を取り除くだけですが、ヴァストラ・ドーティは胃壁をマッサージし、余分な粘液の膜を除去します。そのため胃液が正常に分泌されるようになり、正常な蠕動運動がうながされるのです。

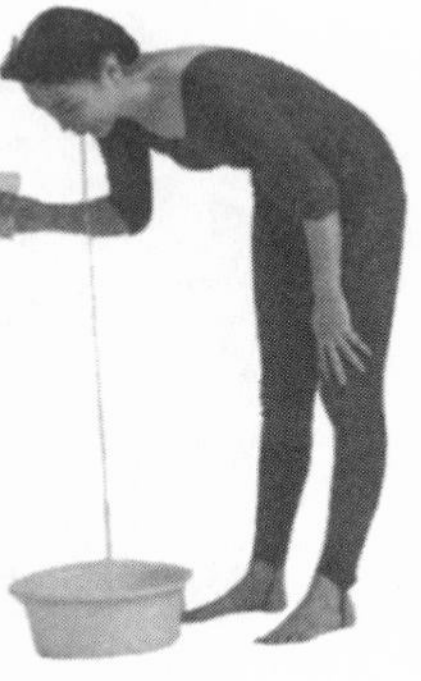

ヴァマナ・ドーティ

ダンダ・ドーティとヴァストラ・ドーティは消化不良に対して非常に有効です。呼吸器系の疾患の多くや、さらには心臓疾患でさえも、胃の消化不良によって悪化することはよく知られています。

しかし初めに述べたように、ヨーガ・セラピーでは一時的に症状を軽減する場合を除いて、普通この二つのドーティを胃酸過多症に対して処方することはありません。それは洗浄のたびに胃腺が刺激されて分泌が促進され、症状をさらに悪化させてしまう危険があるからです。炭酸水素ナトリウム溶液を用いれば、酸分泌はいくらか中和されるものの、発生する炭酸ガスによって粘膜が刺激されて酸分泌をうながしてしまうため、症状はさらに悪化してしまいます。そういうわけで、ヨーガ・セラピーでは胃洗浄を過塩酸症や消化性潰瘍の療法として施しません。そのかわり、酸を消費する高タンパクの食事と、酸分泌を抑制する適量の脂肪をとるよう勧めます。ギーを入れたミルクはこの目的にかなうもっともよい食物です。これらの疾患に対するその他の療法は、すべて鎮静させる目的をもったものです。

▽ヴァマナ・ドーティ

胃洗浄をしたいと思ってもダンダ・ドーティやヴァストラ・ドーティができない人は、この故意に吐く行法を行ないます。まず、温かい生理食塩水をできるだけ大量に飲んだうえで、洗面所へ行きます。少し前かがみになって人差し指と中指を口の中につっこみ、喉をくすぐります。そうすると吐き気をもよおし、飲んだ水が勢いよく吐き出されます。吐き気が止まったらまた指でくすぐって吐き出しましょう。最後の一滴が吐き出されるまでこれを繰り返します。これは胃にむかつきがあったり胸やけする感じがあるときに勧める方法で、症状が軽減されます。

以上の三つの行法を用いた後、最初の数日は喉にヒリヒリするような感じが残るかもしれませんが、しばらくすると消えていくでしょう。この行法は胃酸の分泌が少ない早朝に行なうことをお勧めします。時間がたってから行なうと胃酸の分泌が多くなり、焼けるような痛みや喉のひりひりする感じがひどくなってしまうからです。これらの行法はとくに慢性胃炎に有効であることがわかっています。

▽ガジャカラニー

クンジャラ・クリヤーともいい、「象の動作」という意味です。象は動物の中で、水を体内にためて意のままに吐き出す能力に秀でているので、この行法にはそれにちなんだ名前がついています。もちろん象が水をためるのは胃ではなく鼻ですが、それでもやはり人が水を胃にためて意のままに吐き出す行為は、明らかに象の動作をまねたものです。

手順は次のとおりです。

ヴァマナ・ドーティを数日から数カ月間練習して(個人の能力によって練習期間は異なります)、喉の括約筋をコントロールできるようにします。口の奥のほうをくすぐらなくても、吐き気をもよおすよう意図しただけで吐けるようになったら、あとは簡単です。

水を大量に飲んだら洗面所に立ち、口を開け、声門をいくぶん閉じながら息を吸います(ウジャーイーの呼吸)。そのとき「アー」という音を出すようにすると、喉が気管にかける圧力によって横隔膜が大きく下がり、それにともなって、圧力に抵抗して吸う力が高まります。下がった横隔膜は胃を圧縮し、同時に腹壁の上部をしっかりと収縮させ、あらゆる方向から胃を圧縮します。すると水が噴門、食道をへて勢いよく喉へ上がってきます。もしこのとき声門のところにある括約筋を開くことができたら、水は噴水のように吐き出されるでしょう。ゆっくりコントロールしながら息を吐き、しっかりと胃壁の上部を圧縮しつづけると、水は勢いよく出てきます。

ガジャカラニーは療法として大変有効です。腹腔の上部でかけられる高い圧力は、肝臓や脾臓、膵臓などの内臓に刺激を与え、不活発な肝臓や膵臓のよい運動になります。しかしこのような目的のためであれば、水を飲む必要はありません。

ガジャカラニーに対して、ヴァマナ・ドーティはときに「ヴィヤーグラ・カラニー」すなわち「トラの動作」としても知られています。北インドの言葉では、ガジャカラニーは「クンジャリ」、ヴァマナ・ドーティは「バーギ」と呼ばれますが、象やトラが水を吐き出す仕方からすると、これらの名前はとても適切だと思われます。ガジャカラニー(クンジャリ)では胃にかけられる圧力は安定したまま持続し、声門をしっかりコントロールして開けておくので水は一定の調子で出てきます。吐く動作を間欠的に行なうヴァマナ・ドーティ（ヴィャーグラ・カラニー、バーギ）の場合は、胃にかかる圧力も一定でなく、声門も吐き出される水の勢いによってそのあいだだけ開きます。トラ（あるいはネコやイヌ）はそれと同じようにして内容物を吐くので、これらの行法はそれぞれ「象の動作」「トラの動作」と呼ばれているのです。

◉腸の浄化法

この行法は腸を洗浄して分泌や排泄機能を刺激することに関わっており、次の主要な三つの浄化法があります。

○ヴァータサーラ――腸を空気で洗浄、刺激する。
○ヴァーリサーラ、またはシャンカ・プラクシャーラナ――腸を水で洗浄、刺激する。
○アグニサーラ――体内に圧力をかけることによって酵素分泌（「消化の火《アグニ》」）を刺激する。

▽ヴァータサーラ

この行法では、口を空気でいっぱいにして、それをできるだけ大量に飲み込みます。普通は二十回から三十回飲み込めばじゅうぶんです。その後そのままにしておけば、空気は腸を通っていくらか組織に吸収されますが、後日排泄されるでしょう。しかし空気による洗浄を試みたい人はここでヨーガの「ナウリ・クリヤー」を行ないます。ナウリ・クリヤーとは、腹直筋と腹斜筋を意志的に動かす行法です。ナウリ・クリヤーによって、腹部あるいは腹部の筋肉の動きに応じて位置を変える消化管に大気圧以下の圧力が生じ、これによって蠕動運動が促進されるようになります。そうすると空気はあまり吸収されずに消化管内を急速に通過します。このように空気を消化管全体にさらすことは、現代医学でも消化管の健康にとって非常に有効だと考えられています。腹部の結核の場合、外科的にはただ開腹してしばらく空気に当て、また閉じるということがしばしば行なわれており、非常に有効だと認められています。

▽ヴァーリサーラ

これは消化管全体を水で洗浄する行法で、「シャンカ・プラクシャーラナ」（ホラ貝の洗浄）とも呼ばれます。ホラ貝は、インドで伝統的に毎日行なわれる礼拝の儀式《プージャー》で神像を洗う《アビシェーカ》に際して用いられます。ホラ貝の中の水の流れる管は曲がりくねって出口も狭く、たびたびつまってしまうため、すっかりきれいに清掃する必要があります。消化管も非常に曲がりくねっており、肛門はとても狭く、たびたび腸がつまってしまうので、つまったものを洗って取り除く必要があります。こうしたことから古代の人はこの行法に「ホラ貝のような消化管の洗浄」という適切な名前をつけたのです。

一般的には、まず約三十グラムの塩と約三十〜五十五グラムのレモン汁を加えた約一・五〜二リットルのぬるま湯を飲みます。こうすると水の浸透圧が高まり、腸で吸収されることもないので通過がはやくなります。普通、水が肛門から出てくるのに三十分から二時間かかりますが、ヨーガの修行者はいくつかの行法によってもっとはやく出てくるようにします。一般に、ヴィパリータ・カラニー（四、五分）、クジャクのポーズをできるだけ長く保ち（三、四回）、パーダ・ハスタ・アーサナ（立位から伸膝前屈する）を行ないます（三、四回）。次にナウリ・クリヤーを行なうのですが、そうすると五分から十分で水が腸を流れ、トイレに行きたくなります。クジャクのポーズができない人はかわりにバッタのポーズをしましょう。体力のあまりない人は、ヴィパリータ・カラニーのかわりに身体を傾斜させるポーズ、その後に膝をかかえこむポーズ、ガス抜きのポーズ（仰向けに寝て膝をかかえこむ）をしましょう。*

*体内の水の通過を促進する伝統的な方法では、コブラのポーズや三角のポーズを手を上げて行ない、半マツイェーンドラのポーズで胴体をねじることを勧めています。排泄のためにしゃがむときも腰をねじることが勧められます。これによってより完全な排泄が望めます。

レモン汁は小腸に緩下作用をおよぼすだけでなく食欲も増進させますが、練習をつめば、塩やレモン汁を入れないただのぬるま湯でもできるようになります。ぬるま湯を飲むときは空気も一緒に飲み

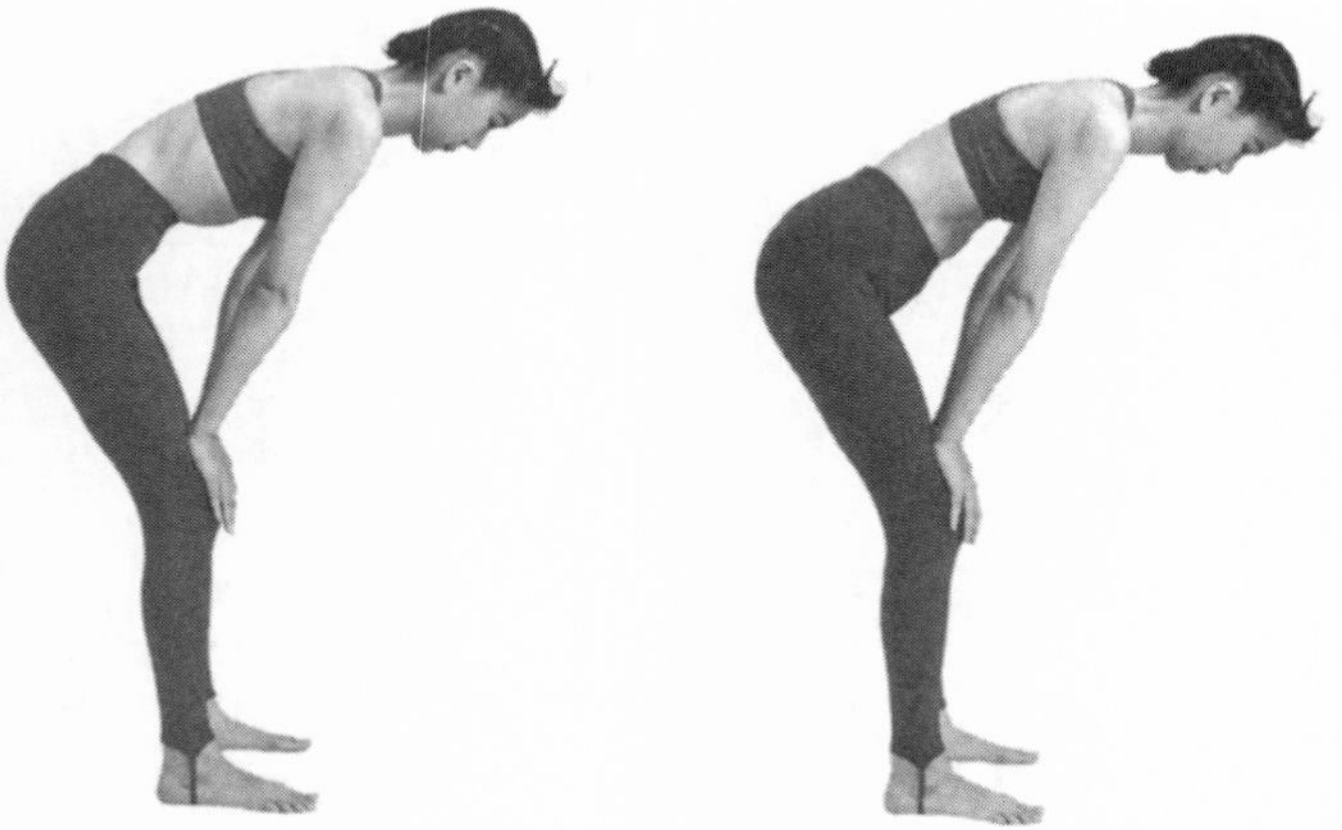

アグニサーラ（腹部に注目）

込むようにしましょう。飲み込まれた空気は水に混じって水を乳化し、排泄をはやめるだけでなく、腸からの吸収を妨げます。こうして排泄が終わったら、亢進した蠕動運動を抑えるためヴァマナ・ドーティをして、胃に残っている塩水を取り除きますが、伝統的に行なわれている完全な洗浄法は何時間もかかるので、指導者の下で行なうようにしてください。

▽アグニサーラ

アグニサーラという名前は「消化の火をかき立て」明るく燃え立たせることを意味します。すなわち消化酵素（「パーチャカ・ピッタ」または「消化《ジャタラ》の火《アグニ》」ともいう）の分泌をうながし、摂取された食物をよく消化させる行法で、その手順は次のとおりです。

少し前かがみに立ち、両手を両膝におきます。完全に息を吐ききり、そのままの状態で腹部、とくにへその上下の部分をへこませたり突き出したりします。息を吐ききった状態で腹部を各自の能力に応じて何回か動かしますが、普通は四回から六回ぐらいでよいでしょう。息が苦しくなったら普通の呼吸をして少し休んだ後、この過程を数回繰り返します。伝統的な文献によると、アグニサーラ・クリヤーを完全なものにするには、腹部の前後の動きを百回繰り返すことを勧めています（非常に多い回数だと思いますが）。

アグニサーラは、低酸症の傾向がある消化不良に対して非常に効果的な行法です。しかし、胃酸過多症の傾向がある場合や、胃腸に潰瘍形成がある場合には、この行法は禁忌です。またこの行法は蠕《ぜん》動運動もうながすので便秘にも有効です。

◉結腸の浄化法

ヨーガの結腸健康法は次のとおりです。

○ヴァータ・バスティ――空気で結腸を洗浄する
○ヴァーリ・バスティ――水で結腸を洗浄する
○ガネーシャ・クリヤー――指で肛門・直腸をマッサージする

▽ヴァータ・バスティ

この行法には伝統的に、ヴァーリ・バスティと同様に木製の浣腸管が用いられてきましたが、現代では、市販されている太めの鼓腸管（腸内ガスを抜くための管）を用いて同等かそれ以上の効果をあげることが可能です。骨盤隔膜を引き上げるとともに肛門を引き締めたりゆるめたりするアシュヴィニー・ムドラーを長期間じゅうぶん練習していれば、しゃがんだときに肛門括約筋をゆるめて「中央《マディヤマ》のナウリ」を行なうことができるので、そのような道具がなくてもこの行法を行なうことができます。ナウリは、どのバスティ浄化法を行なう場合にも必要です。ヴァータ・バスティでは、まずしゃがみこんで両ひざを胸につけ、両腕で両足をしっかり抱えます。次に両ひざを胸に押しつけるようにして中央のナウリを行ない、肛門括約筋をゆるめて空気を結腸に入れます。ナウリがゆるむと肛門括約筋は自動的に閉じます。結腸が張ってくるような感じがするまでこの過程を何度も繰り返してください。

　肛門括約筋をコントロールできない人は、鼓腸管の先を約十五センチメートルから二十五センチメートルほど直腸に入れて、中央のナウリを行ないます。ナウリを維持しているあいだは空気が勢いよく入ってきます。管のもう一方の端は片手で保持し、ナウリをゆるめるときは、結腸に入った空気が抜けないように管を折り曲げておきましょう。この過程を五回から十回繰り返して管を取り出しますが、中に入った空気はそのまま保っておきます。ヴァータ・バスティは粘液性結腸炎に有効です。

▽ヴァーリ・バスティ

手順は前記のヴァータ・バスティに似ています。肛門括約筋をコントロールできる人は水を張ったたらいにしゃがみ、水を肛門から結腸へ吸い上げます。その他の人はバスティ管を使って行ないますが、その場合ナウリをゆるめるたびに、肛門から外に出ている管の端を指で押さえて水が流れ出ないようにしなければなりません。水がじゅうぶんに入るまでこの過程を五回から十回繰り返します。鼓腸管を用いる人は両膝のあいだに水の入ったマグカップをはさみ、鼓腸管の端をカップに入れて水を吸い上げ、もう一方のはしから肛門に入れます。この方法のよい点は、サイフォンの原理も手伝って水がすみやかに流れていくことです。

ナウリをゆるめるときは、マグカップの縁で管を押さえて水の逆流を防ぎます。ナウリを五回から十回繰り返せば水はじゅうぶんに入るでしょう。

水が体内に入ったら、次はナウリ・クリヤーに移ります。腹筋を左から右に二十回から四十回、そして右から左へ同じ回数だけ、一、二分のうちにすばやく動かしましょう。そうすると結腸内の水はS状結腸から盲腸のほうへ、またその逆へと流れて大腸全体を洗浄します。

排泄した後は、両ひざを折り曲げてから伸ばしていくクジャクのポーズをとるのが伝統的なやり方です。そうすると腹部の圧迫によって蠕動運動が起こり、結腸からの完全な排泄がうながされて、二度目にトイレに行くときには大腸に残っていた水が完全に排泄されます。

ヨーガの結腸洗浄法は現代の浣腸法よりもすぐれているといえるでしょう。浣腸では引力や浣腸器を押しつぶすときの高い圧力で水が中に入っていきます。これによって直腸や結腸の壁がふくらみ、おもに末梢部分はきれいになりますが、それも水がしばらくのあいだとどまって少し深く入っていく場合にかぎられます。また、高圧浣腸で洗浄する場合は、身体の右側を下にして横になり、水がゆっくりと入っていくようにして引力で水を盲腸のほうに流していくのが普通です。我慢できるかぎり水を入れたままにしておき、それから排泄するわけですが、このとおりにやっても結腸を完全に洗浄できるとはかぎりません。また、浣腸を習慣づけると結腸は調子をくずして、いっそう具合が悪くなってしまう可能性もあります。これに対してバスティでは、水は自然に吸い込まれ、それが結腸自体の動きで流動することによって結腸の調子をよくしていくのです。

▽ガネーシャ・クリヤー

ムーラ・ショーダナともいいます。この行法では、肛門と直腸部分を洗浄して指でマッサージします。指サックを使うのがもっともよいでしょう。伝統的な方法では、ウコンの根でマッサージすることを勧めています。

手順は、まず指サックを中指にはめてヒマシ油に浸し、それから指を肛門に入れ、できるだけ深く差し込んでいきます。少なくとも約二センチメートル入ったら、指を回転させて肛門括約筋をマッサージしてください。

年配の人には肛門括約筋の病的な乾燥がよく見られ、便がつまったり括約筋の付近の嚢の原因にもなっていますが、この行法はそれを予防し、調子を調えてくれます。同時に、肛門括約筋は骨盤内の大部分の内臓を支配する骨盤内臓神経に通じているため、骨盤内の内臓も刺激して調子を調えてくれます。

◉浄化法の注意点

以上、治療として行なわれるヨーガの主要な浄化法を説明してきましたが、これらの行法は早朝に行なうのがもっともよく、とくに胃や腸、結腸の洗浄は朝食前に行なうようにしてください。洗浄の後は三十分以内に普通の朝食をとり、胃腸を長いあいだ空っぽにしておかないようにしましょう。

伝統的にいわれていることですが、ヴァマナ・ドーティは食後三時間から四時間のあいだに行なうべきで、食べ物が胃に残っていたら吐き出すようにします。行法を行なった後は三十分以内に軽い食事をとりましょう。

消化管全体をこのように細心に洗浄することに疑問を抱く人もときにはいるようです。たとえばある西洋の批評家はこの洗浄法を、「宗教のしきたりや社会慣習に浸透した、排泄機能に対するヒンドゥー教の強迫観念」と呼んでいます。しかしこれは不適切な批評といわなければなりません。ヒンドゥー教のしきたりや社会慣習では、このような洗浄法はけっして用いられません。ヒンドゥー教における排泄機能に対する唯一の強迫観念といえば、定期的な断食や食事制限についてでしょうが、それはユダヤ教でもキリスト教でもたいていの宗教は唱えていることです。

消化管は本来、消化や吸収をするためだけにあるのではなく、肺や皮膚、腎臓とともに排泄の主要な通路でもあって、あらゆる種類の毒素はつねに血液や組織から胃腸に送られて排泄されます。これらの物質は固形ではなく粘液状で悪臭がありますが、断食や消化管の洗浄を行なうことでこれらの排泄がうながされ、血液による老廃物の腸への運搬も促進されます。生体は自然にこういうことを行なっており、そのような場合、排泄物には余分な量の粘液が見られるものです。ヨーガはこの事実を強調しており、これまで述べてきた浄化法は粘液が多い傾向の人や肥満傾向の人に勧められているもので、その他の人は行なわなくてよいとはっきり述べています。「肥満体質と粘液体質の人は調気法を修習する前に、六つの作法を正しく行なうべし。その他の人はこれらの作法を行なう必要はない。なぜかといえば、三つの体質が平均しているからである」(『ハタ・ヨーガ・プラディーピカー』II—21)。

◉ヨーガの食事

ヨーガ、とりわけハタ・ヨーガを学ぶ人のために定められる食事は、非常に厳しいものです。刺激物や酸っぱいものだけでなく塩分(普通の食卓塩)もできるだけ避けるようにいわれます。肉類やアルコール飲料も厳しく禁止され、一般には、乳汁、野菜、多めの穀類、適量の豆類をとることが勧められています。

欧米人は食物を菜食と非菜食（すべての「動物性食品」を含む）に分類しますが、インドでは食物は肉類と非肉類というふうに分類されます。それは、肉には生命エネルギーが少ないという考えからです。つまり土や水などに潜在する生命エネルギーはまず植物に集まり、動物の体内にはただ「間接的に」入っていくにすぎません。肉食動物はおもに草食（「菜食の」）動物の肉を食べて生きています。一方、人間は菜食の段階ばかりでなく肉食の段階も経験してきていますが、大昔から菜食の生活をより多く取り入れてきました。肉食に慣れた人々は野菜だけでは生きていけないのではないかと思うかもしれません。しかし菜食で暮らしている人は世界中にたくさんいます。菜食はけっして肉食に劣らないのです。医者の中にも、ときどきそうした事実を忘れて、患者が完全な菜食主義者になることに反対する人がいるのは残念です。

卵は肉ではありませんが、たんぱく質を多く含むのでヨーガでは勧められません。概して、ヨーガを規則的に実践する人には「低たんぱくの食事」が求められます。というのは、ヨーガを始めて最初の段階では交感神経が高まる傾向があるからです。おもに副交感神経を刺激する調気法やその他のヨーガ行法では、それとのバランスをとるために交感神経の働きが活発になるのです。交感神経と副交感神経のバランスが回復するのは一定期間の練習のあとで、しばらく時間がかかるでしょう。このことは、先人がヨーガ行法によって身体に現れる結果を経験的に観察し、悪影響を抑える指導をしてきたという事実からも推測されます。ヨーガを始めてしばらくは排泄物の量が減少し、ナトリウム塩や水分が体内に貯留される傾向があり、外部からの刺激に対して神経系が敏感に反応しがちです。そうした傾向をやわらげるために、ヨーガ実践の初期の段階では次のような点がアドバイスされています。

○低たんぱくの食事をとる――塩分（ナトリウム塩）をなるべく控え、いらいらしたり興奮したりするような刺激物をとらないようにする。

○激しい活動はしない――元気よく長時間歩くことも避ける。

○一般的に塩分を控えることが定められているため、体内の塩分の消耗を防ぐようにする。このために、火の近くに座ること、性交、長時間の歩行などは避ける（それ以外でも過労をもたらすような行為は、ヨーガの生徒は避けなければならない）。

○人間関係でいらだたないように非個人的な人生観をもつように自分自身を訓練する――「正しい心の姿勢を培う」の章で指摘したように、いらだちや怒りは結局のところ、自分自身を害することになる。

これらの点が目指すのは、体内の酸―塩基のバランスを適切に維持することによって、過剰にいらだったり感受性を鈍らせたりせずに適応性を高めていくことだと考えられます。

このように、とくにヨーガの熟達者が初心者に食事のアドバイスをする場合にはこれらの原則をふまえる必要があります。しかし一般の患者に対しては、ヨーガ修行者が申しわたされるような厳格な食事を勧めることがよいとはかぎりません。ここではあくまでもヨーガ・セラピーにおける食事の考え方を示したにすぎないので、各人が必要とする栄養については、疾患や機能障害によって個々に考慮する必要があります。また、ヨーガで食事処方の原則を決める際には、道徳や社会宗教的な点よりも精神生理学な点に重点を置くようにしてください。

ヨーガにおける食事の原則について述べてきましたが、そればかりを独断的に主張するのも分別のないことだと思います。というのは、適する食事はその土地で手に入る食糧、気候、年齢、個人の習慣、体質によって大きく異なるからです。たとえばエスキモーが「菜食」で生きていくのは、栄養的な問題を引き起こしてしまうので難しいでしょう。ポール・デュークス卿は、シカゴの劇場のショーに出演したエスキモーが急速に「栄養失調で元気がなくなっていく」ようすを興味深く書いています。ある日、獣脂ろうそくの箱をひとつ発見したことで、彼らの栄養問題は解決しました。このように、食事を処方するときだけでなく療法の手順を処方するときにも、個人差をじゅうぶんに考慮に入れなければなりません。

第5章　瞑想――すばらしい精神安定法

これまで、心と身体のバランスをとるための準備的なヨーガ行法を述べてきましたが、それら全体の中で最後の頼みの綱となるものが瞑想《ディヤーナ》です。しかし、心身が非常に落ち着きなく、アンバランスな状態にあるかぎり、瞑想を正しく行なうことはできません。したがって、最初のうちは瞑想は勧められません。心身が安定するようになって、初めて瞑想を実践できるようになるのです。

ヨーガにおいて瞑想は、感情を真に安定させ人格を統合するための必須の行法と考えられています。有益な結果を得るためにはリラックスして行なうことが大切です。最初は、習慣的なイメージ形成を止めてみることです。

◉バロウ博士のアプローチ

▽系統発生上のエラー

コネチカット州ウェストポートにあるリフィン協会のT・バロウ博士は、逸脱行動(非行、アルコール依存、売春など、社会的規範や価値を著しく踏み越えたり反したりする行動)について研究し、独自の仮説を立てていますが、その研究を通じて導き出された結論は、興味深いことに前記のヨーガの考え方と同じようなものでした。

フロイトとユングの初期の直弟子であったバロウ博士は、精神科医としてはパイオニアともいうべきグループに属し、アメリカに精神分析学を紹介した人として知られています。しかし彼は精神病の研究を進めていくうち、「人間の社会的相互関係を決定する根本的な因子」は個々の人間にあるのではなく、生物分類上の門《ファイラム》としての人類そのものにあるのだということに気づきました。ヒトという種そのものを調査し修正していくことこそが不可欠であると考えるにいたったのです。人間の行動という問題に対してこうした分類学的視点からアプローチしたバロウ博士および共同研究者たちは、「神経症や人間の葛藤のメカニズムにかかわる緊張やストレスの生理学的な反応パターンを分析する」ようになり、約五十年前、クラレンス・シールズとともにひとつの仮説を発表しました。それは、人間が善悪の基準をつくり、自己と他者、また、ある集団と他の集団を独断的に区別するようになったのは、生物的な行動の反応パターンにもとづいているのではなく、系統発生すなわち進化の過程で何かが道を誤ったことが原因である、というものです。そして、人類史をずっとさかのぼっていけば、その原因、すなわち明らかに逸脱していて秩序の乱れた反応体系を突きとめることができると彼らは考えたのです。

個人にとっての真実は、他のすべての人にとっても同様です。現代人の行動は、理性の誤用によって阻害されています。現代人が抱いている気分や動機は、幼児期（二歳から六歳ごろ）の未分化の前意識的行動パターンが変形されたものにすぎません。人類は発達の初期段階においてこれと同じような前意識状態にあり、それが原始的な、つまり幼児期の人間に見られるような行動様式をとらせていたものと考えられます。「人間の精神過程に見られるこうした普遍的な分割と葛藤──〝私〟対〝あなた〟といった二分法──は、人間社会の相互関係的な行動にはよくあらわれるものの社会的には意識されていない要素が反映されたものだと思われる」（『人間の神経症』）。すなわち、人類はまだ成熟していないというわけなのです。このような研究からバロウ博士は、「ファイロ・アナリシス」「ファイロ・シンセシス」と呼ばれる方法を編み出しました。

▽ファイロ・アナリシス

ファイロ・アナリシスが精神分析と大きく異なっているのは、精神分析では分析者が被験者に思いつくことを自由に連想してもらうのに対して、ファイロ・アナリシスでは習慣的に湧いてくるイメージを停止させるようにする点です。さらに、ライフウィン研究所ではファイロ・アナリシスの被験者は研究者そのものであり、そこでは実験者が装置の調節をして呼吸の変化、脳波、眼球の動きなどの客観的現象を測定し、同時に監督の役割をします。精神分析では被験者は心に浮かんだことすべてを迅速に話すよう求められますが、ファイロ・アナリシスでは「自分自身を呼び戻す（想い起こす）」ようにします（「心でもって心を観察する」『ハタ・ヨーガ・プラディーピカー』Ⅳ―54参照）。こうして被験者のもつ固定されたイメージを繰り返し排除していくのです。

その手順は次のとおりです。まず被験者はリラックスしてまっすぐ坐り、目を閉じます。これは、内的なバランスをしっかり保ち、目に意識を集めるためです。次に、両目を閉じたまま正面に均一に広がる黒い幕をイメージし、視線をある一点に定めます（もちろんそれは見えません）。このとき運動感覚としては、通常の視線の動きと同じように感じられます（大脳と目を結ぶこのようなムドラーには、ウンマニー・ムドラー〔視線を鼻先に結ぶ〕、シャーンバヴィー・ムドラー〔後述〕、ケーチャリー・ムドラーがあり、ヨーガで一般的に用いられますが、それらはすべて視線をある一点に定める行法です）。こうすることで自分の身体の「不確定な生理的プロセスを自覚しつづけられる」ようになるとバロウ博士は述べており、それは本人が主観的にしか認識できないものです。

▽散漫状態と集中状態

こうした〈大脳―目〉の固定姿勢を一定時間（最初は二、三秒）保持することで、被験者のもっている習慣的イメージは自動的に排除されます。バロウ博士は「私たちの内側にある、抑圧された社会的な感情や欲求不満から生じてくる心理的・感情的な苦痛や失望感は突然消え失せてしまう」と述べています。この練習を続ければ、初めのうち目のあたりや頭の中に感じられていた緊張感は、身体全体に感じられる安定した感覚や調和のとれた緊張感に取って代わられていくことでしょう。こうしてバロウ博士は、二種類の〈神経―筋肉〉の緊張系をつねに区別することができたのです。それは、(1)表面的で二次的な共同緊張系と、(2)生体全体に関わる深層の緊張系です。バロウ博士は、(1)は社会的に条件づけられたもの、(2)は原始的で条件づけられていないものとみなし、前者を「散漫状態」(Ditention)、後者を「集中状態」(Cotention)と呼んでいます。被験者は何度も散漫な状態に陥り、心は自動的にいつものあれだこれだと考える習慣的イメージに飛びついてしまいます。「集中状態」にもどるには、もう一度全過程を繰り返さなければなりません。このテクニックをじゅうぶんな期間にわたって練習しつづけるなら、習慣的イメージへの関心は次第に消え失せていくことでしょう。

実験中に被験者が「散漫状態」から「集中状態」へ移るとき、被験者の呼吸のカーブと対照群のそれが運動記録器(キモグラフ)によって電気的に記録されました。それによると平均呼吸速度は、「散漫状態」では一分間に十三・二二回であったのに対して、「集中状態」では四・六三回で、この変化は随意的に制御したものではなく緊張状態が変わったときに自動的に起こりました。

また、ジョーン基礎代謝装置によると、一分間に吸い込まれた平均空気量は、「散漫状態」では六・九五リットルであったのに対して、「集中状態」ではわずか四・〇八リットルでした。

呼吸数と空気吸い込み量を比較すると、「集中状態」では呼吸数が減ったのに対して、一呼吸ごとの平均空気吸い込み量は「散漫状態」よりも多く(六・九五リットル／一三・二二回、四・〇五リットル／四・六三回)、「集中状態」での呼吸は「散漫状態」での呼吸より深いことがわかります。また、この二つの状態での一分間に吸い込まれた空気量は異なっていますが、一分間に吸い込まれた酸素量は、〇・二二リットルとほぼ同じでした。

実験中の眼球運動は、瞳孔間の距離を直接検査・測定しただけでなく、写真でも、また電気的にも記録されました。それによると眼球とまぶたが動く頻度は「集中状態」で著しく減少しています。

脳波計によると、「集中状態」のあいだ、アルファ波の出る時間の割合とその振幅は減少していますが、これは大脳皮質の電位が下がっていることを示すものです。

このような客観的な記録の他に、被験者の主観的状態にも注意が向けられました。バロウ博士の言葉を借りると、「〈感情的—象徴的〉な一面、すなわち〝私〟という分離した人格は部分的なストレスをもたらすが、そのストレスに対する観察が深まっていくにつれて、感情的でも部分的でも散慢でもない、〝私〟という人格の背景に存在する基盤への感覚が培われてくる。それは本来の自然な連続性と結束性の状態にある人間の根源的な生命組織の感覚である。被験者は率直で非感情的な関心によって自らの本来の生命組織を感じはじめる。こうして〝集中状態〟すなわち生体のもつ一般的な緊張状態に対する感覚が生まれてくるのである」。

◉ヨーガの瞑想と現代科学

ヨーガも人格を統合する過程においてこのような系統的なアプローチをとります。古代のヨーガ行者の瞑想行法や主張は、バロウ博士らのものと非常によく似ています。たとえば、「修行者はどのような瞑想を行じるときも、ある特別な方法で凝視することが必要である」という点です。中でもシャーンバヴィー・ムドラーは一般的な行法で、普通の視線と同じように視線を外界の遠くの一点に定めます。

パタンジャリがアーサナについて主張していたことが、バロウ博士が何年もの研究の末に主張したこととまったく一致するのは特筆すべきことです。それは、修行していくことによって、分離した〝自分〟という感覚および、その結果生じる〝自分〟対〝他者〟という二分法が消え、それにかわって、「自然な連続性とまとまりをもった自分自身の生来の生命組織」を感じはじめるということです。

偏見のない西洋の科学者であるバロウ博士の研究を引用しながら、瞑想の科学的な基礎を示し、リラックスした瞑想をいかに行なうべきか述べてきましたが、瞑想中、「集中」しようとすると、リラックスするどころかかえって緊張を高めてしまう場合がしばしばあります。瞑想の手順をまちがえて失敗する人もいます。しかし順序通り正しく行なうなら「無辺なものとの合一」や「大洋／大湖の瞑想」や「プラーナ（生気）への精神集中」といった瞑想は、リラックスした瞑想状態をもたらしてくれるものなのです。

私たちの研究所の実験でも、瞑想状態における呼吸の速度、深さ、代謝機能については、バロウ博士の実験と類似したデータが得られています。しかし、瞑想の過程はバロウ博士が示した状態よりも深く、対立要素の排除もより徹底していたと被験者は報告しています。瞑想がうまく行なわれたとき、バロウ博士の実験のときのようにアルファ波の出現率の減少が見られたばかりでなく、その振幅も非常に小さくなって、実際アルファ波ははっきり「平ら」になるほどでした。アルファ波のリズムは、普通に見られる後頭部や頭頂部から脳全体にまで広がり、それが「平ら」になる傾向も一般的に見られたのです。また、非常に集中しているために、他のことは忘れられており、針で突ついたりして痛みを与えても脳波形の記録には影響を与えませんでした。普通、刺激があると生体は無関心でいられなくなり、脳波計はその刺激による影響を示します。深い瞑想状態において脳波計がまったく反応しないという事実が示しているのは、精神生理学的メカニズム全体が非常にリラックスした形で瞑想に集中していると、他からの刺激によって喚起されることがないということです。

内外からの刺激を完全に「遮断」できるような高い状態を誰もが体験できるとはかぎりません。しかし、ここで述べてきたような方法で一定の期間、規則的に瞑想を行なうなら、現代の多忙な生活がもたらす異常な緊張を克服するのに大いに役立つことでしょう。

第6章　ヨーガ・セラピーの実践

ヨーガの実践を始める前にもう一度、アーサナ、ムドラー、バンダ、調気法の項を読んでください。リラックスして行ない、あまり努力しないでも自然に「大洋感覚」がもてるようになりましょう。そうすることによってヨーガの実践はいっそう効果的なものになるでしょう。

◉アーサナ

(a) 瞑想のためのアーサナ

▽蓮華坐(パドマ・アーサナ)

パドマとはサンスクリット語で「蓮華（ハスの花)」を意味します。このポーズで両足は蓮華の葉を、両手は咲いている蓮華の花をあらわします。

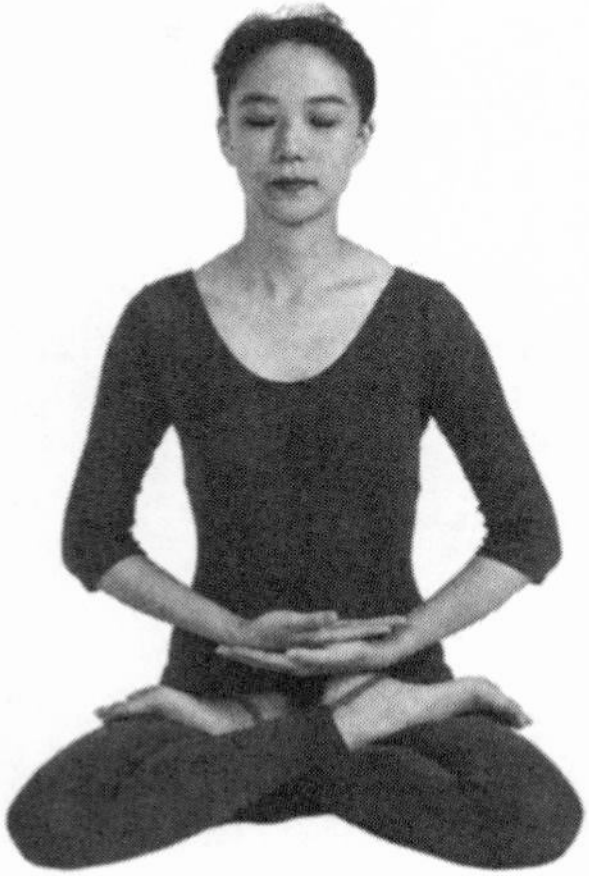

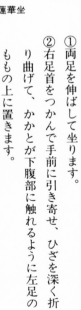

蓮華坐

[手順]

①両足を伸ばして坐ります。

②右足首をつかんで手前に引き寄せ、ひざを深く折り曲げて、かかとが下腹部に触れるように左足のももの上に置きます。

③同様に、左ひざを折り曲げて、かかとが下腹部に触れるように右足のももの上に置きます。

④手のひらを上にして、左手の上に右手を重ねてかかとの上に置きます。

⑤視線を鼻先《ナーサーグラ・ドリシティ》に向け、顎を胸につけてジャーランダラ・バンダを行ないます。肛門を上に引き上げるように締めてムーラ・バンダを行ないます。背中はまっすぐに伸ばします。

⑥終えるときは、バンダをゆるめ、ゆっくりと左足からほどいていきます。

[ポイント]

○この坐法で重要な点は、ジャーランダラ・バンダとムーラ・バンダの二つのバンダを行なうことです。この坐法を行なう前に、まずジャーランダラ・バンダとムーラ・バンダを練習しておきましょう。ただし、日常のお祈りなどでこの坐法を行なう際には、バンダはしなくてもけっこうです。そうすればこの坐法を長く保つことができます。
○この坐法を行なう前に、半蓮華坐を練習しましょう。まず蓮華坐の手順の1、2を行ない、次に左ひざを折り曲げ、足先は右足のももの下に置きます。

［効果］
○腹部大動脈から骨盤への血行をよくします。
○尾骨神経、仙骨神経を活性化します。

［注意・禁忌］
○ひざに慢性的な痛みがある人は行なってはいけません。
○こむらがえりしないよう、慎重に行ないましょう。

▽**達人坐**（シッダ・アーサナ）
シッダとはサンスクリット語で「達人」を意味し、熟達したヨーガ行者が好んで行なう坐り方です。

［手順］
①両足をひろげて坐ります。

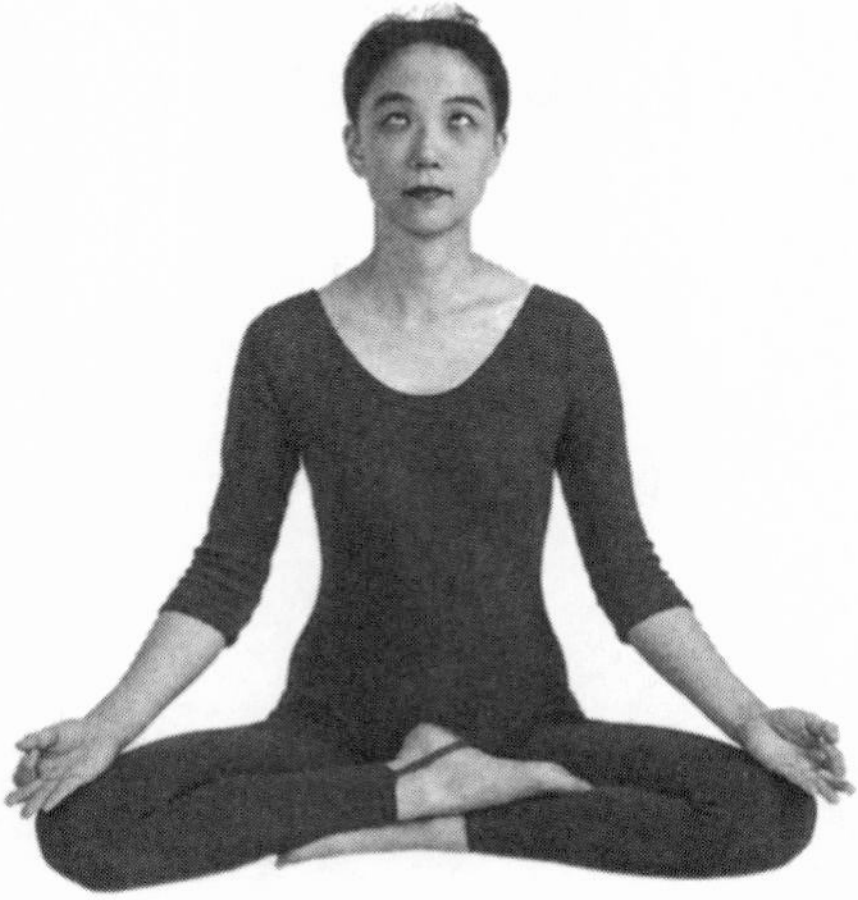

達人坐

②左ひざを折り曲げて、左足のかかとを会陰につけ、左足の裏を右足のももに触れさせます。
③右ひざを折り曲げて、右足のかかとを恥骨のところに置きます。
④右足の指を左足のふくらはぎとももののあいだに差し込み、親指だけが見えるようにします。生殖器は右足のかかとの下におさめます。
⑤両手のひらを上にしてひざの上に置き、親指と人差し指の先をつけてジュニャーナ・ムドラーをつくります。
⑥眉間の一点《ブルーマディヤ・ドリシティ》を見つめ、顎を胸につけてジャーランダラ・バンダをします。
⑦終えるときは、バンダをゆるめ、足をほどきます。

［ポイント］
○この坐法は性エネルギーに悪い影響を与えるという説がありますが、私たちの経験によると、健康な人についてはそのようなことはありません。しかし、特別な場合を除いては一時間以上続けない

ようにしてください。

［効果］

○蓮華坐と同様の効果があります。

(b) **一般的ヨーガ・アーサナ**

▽**コブラのポーズ**（ブジャンガ・アーサナ）

ブジャンガとはサンスクリット語で「コブラ」を意味します。このポーズは、怒ったコブラが鎌首をもちあげている姿をあらわしています。

［手順］

①両手足をそろえてうつぶせになり、額を床につけます。
②ひじを曲げ、両手のひらを胸の横の床に置きます。
③頭をじゅうぶんにそらし、顎を突き出します。
④頭をゆっくり上げていき、両肩をうしろのほうにすくめ、ゆっくり胸をそらせていきます。へそは床に触れたまま、上体をゆっくり後方にカーブさせ、上方を見つめ、この姿勢を保ちます。
⑤しばらく同じ姿勢を保持したら、へその上部、胸、肩、顎、額の順に徐々に上体を床へ下ろしてい

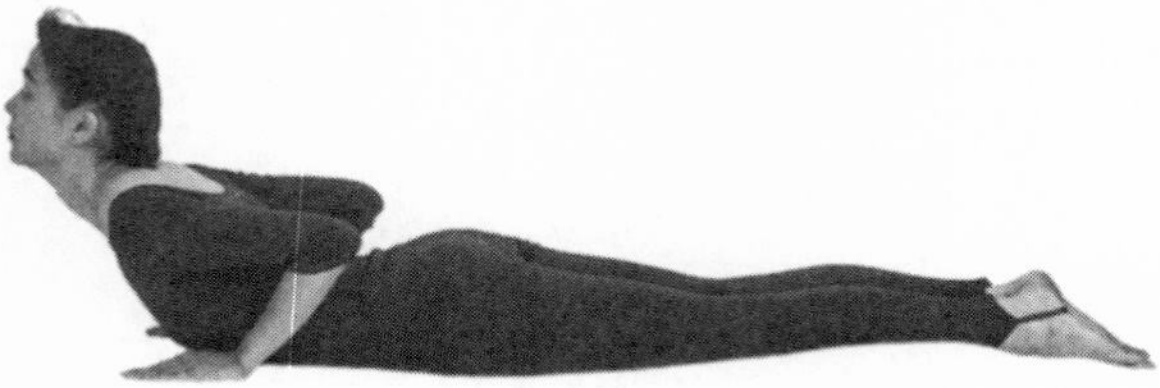

コブラのポーズ

きます。両手は伸ばします。

［ポイント］

○背骨の硬い人はきわめてゆっくり行ないましょう。
○勢いをつけて行なわないこと。
○初心者は通常の呼吸を続けたまま行ない、上級者は完全に息を吸った状態で行ないます。
○両手には最小限の力しかかけず、体重は背中と腕で支えます。
○三〜七回、行なうとよいでしょう。完成した姿勢はフル・コースでは十秒間、ショート・コースでは五秒間、簡易コースでは二秒間から五秒間保ちましょう。

［効果］

——生理的効果——

○背中の緊張と弛緩により背中の深部の筋肉の運動になり、背骨を柔軟に保ちます。
○過労による背中の痛みを取ります。

○交感神経節の血液循環を促進し、脊髄神経を活性化します。
○腹筋を強めます。

――治療的効果――

○コブラのポーズ、バッタのポーズまたは半バッタのポーズ、弓のポーズは、鋤のポーズと組み合わせて行なうと、鋤のポーズの効果が高まります。
○食後すぐの鼓腸（胃腸内にガスが過剰にたまること）に有効です。しかし、食後しばらくたってからの鼓腸はバッタのポーズまたは半バッタのポーズが有効です。弓のポーズは両方のタイプに有効です。
○喘息、消化不良、ヴァータ性の疾患（アーユルヴェーダによる身体の構成要素のひとつ〈ヴァータ＝風〉の要素が乱れた疾患――循環器疾患、腎臓疾患、腰痛、頭痛など）に有効です。

▽**バッタのポーズ**（シャラバ・アーサナ）

シャラバとはサンスクリット語で「バッタ」を意味します。このポーズはバッタの姿に似ています。

［手順］

①両手足をそろえてうつぶせになり、顎を床につけます。
②こぶしを作り、甲を下にして両足のわきに置きます。

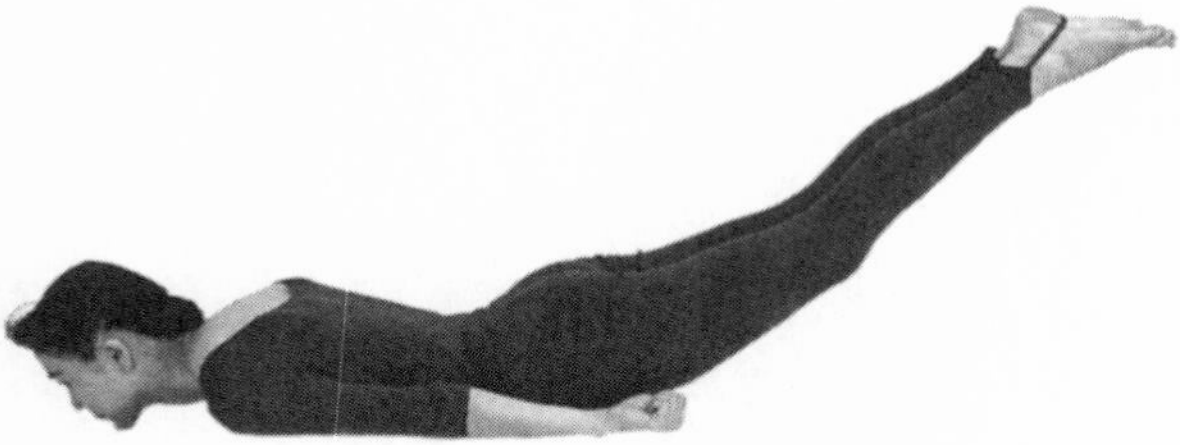

バッタのポーズ

③息を深く吸って止め、全身をこわばらせて両足を後方および上方にできるかぎり上げていきます。息は止めたまましばらくこの姿勢を保ちます。
④両足をゆっくり下ろして筋肉を緩め、息を吐きます。

［ポイント］
○足を上げるとき、ひざを曲げないこと。
○肺に負担をかけないように、完成した姿勢を必要以上に長く保持しないこと。
○両こぶしを両ももの下に入れて行なうと、足が上げやすくなります。
○三回から七回、行なうとよいでしょう。

［効果］
――生理的効果――
○骨盤、腹部のよい運動になります。
○肺を強化します。
○両足の筋肉を強化します。

――治療的効果――
○鋤のポーズと組み合わせて行なうと、鋤のポーズの効果を高めます。
○食後しばらくたってからの鼓腸に有効です（コブラのポーズ参照）。
○消化を促進し、便秘に有効です。

［注意・禁忌］
○高血圧、心臓病、喘息のある人は行なってはいけません。

▽**半バッタのポーズ**（アルダ・シャラバ・アーサナ）
アルダとはサンスクリット語で「半分の」という意味です。バッタのポーズでは両足を上げるのに対して、このポーズでは片足だけを上げるので、私たちはこのように名前をつけました。

［手順］
①両手足をそろえてうつぶせになり、顎を床につけます。
②こぶしを作り、甲を下にして両足のわきに置きます。
③全身をこわばらせて片足を後方および上方にできるかぎり上げていきます。
④足をゆっくり下ろして筋肉を緩めます。反対側の足も行ないます。

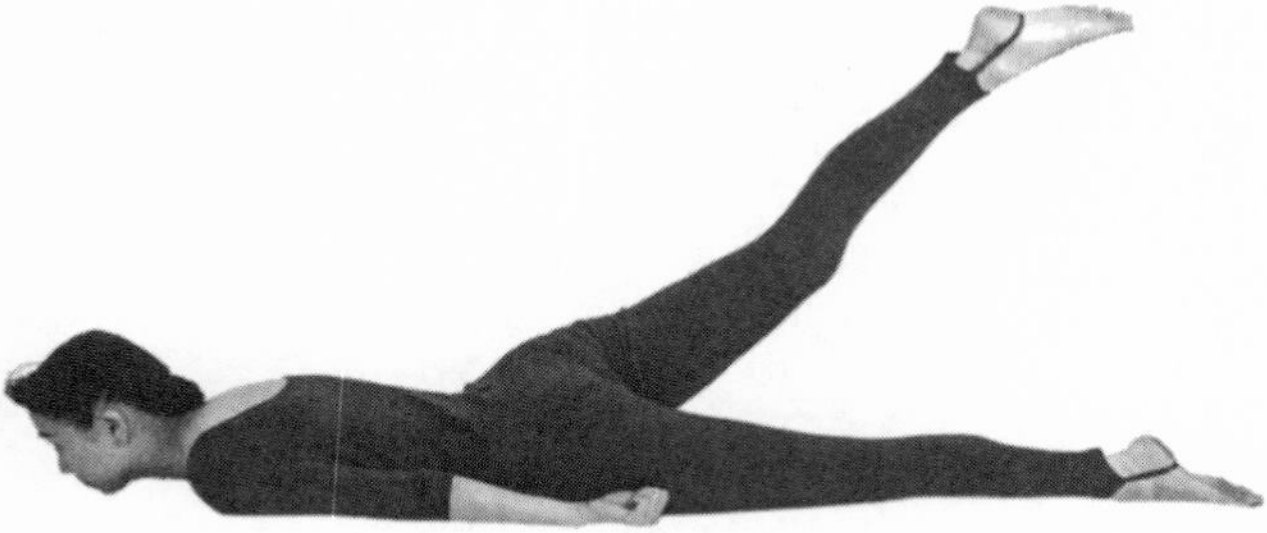

半バッタのポーズ

［ポイント］
○足を上げるとき、骨盤を傾けないこと。
○また、ひざを曲げないこと。
○初めは普通の呼吸で、慣れてきたら呼吸に合わせて行ないましょう。
○バッタのポーズが苦手な人は、このポーズを行なってください。

［効果］
――生理的効果――
○バッタのポーズとほぼ同様の効果があります。
――治療的効果――
○鋤のポーズと組み合わせて行なうと、鋤のポーズの効果を高めます。
○食後しばらくたってからの鼓腸に有効です（コブラのポーズ参照）。
○内臓下垂に有効です。両足の筋肉を調整します。

［注意・禁忌］
○腰部脊椎炎のある人は行なってはいけません。

○筋肉のけいれんがあるときは慎重に行ないましょう。

▽弓のポーズ（ダヌル・アーサナ）

ダヌスはサンスクリット語で「弓」を意味します。このポーズでは、胴体と両ももは弓を、両手とひざ下は弦をあらわします。

［手順］

①両手足をそろえてうつぶせになり、顎を床につけます。

②ひざを曲げて、くるぶしを握ります。

③頭を上げ、胸と両ももを床から上げ、身体をそらしていきます。このとき腹部が床についています。この姿勢をしばらく保ちます。

④胸と両ももをゆっくり下ろして、くるぶしから手を離して、両ひざを伸ばします。

［ポイント］

○初心者は両ひざの間隔を開けると、身体がそりやすくなります。練習によって徐々に両ひざを近づけていきましょう。

○ひじを曲げないようにします。

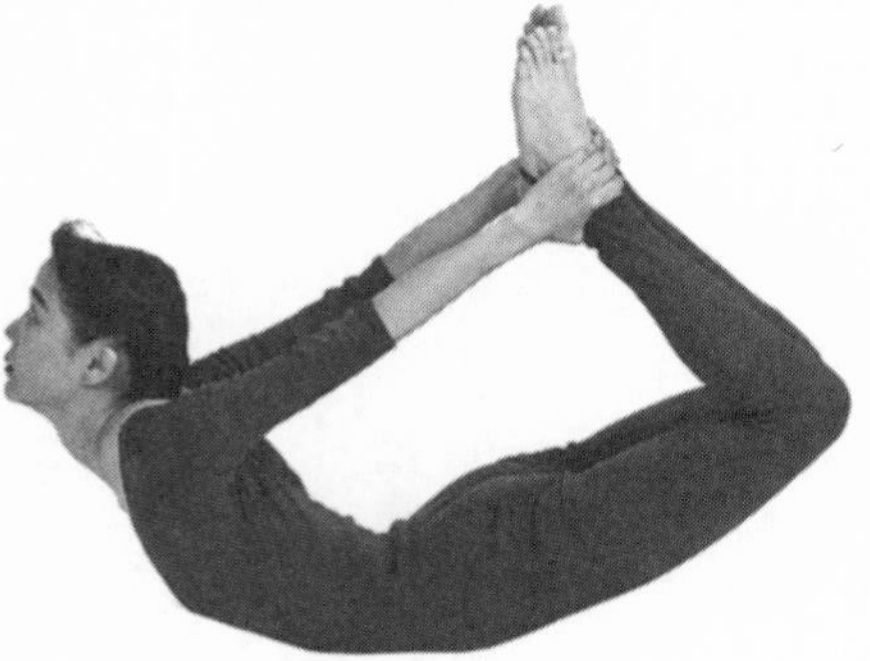

弓のポーズ

○関節をねじらないように注意しましょう。
○完成した姿勢は、初めは約五秒間保持しましょう。体力に応じて徐々に三分間以上まで伸ばしていきましょう。

[効果]

——生理的効果——

○コブラのポーズ、バッタのポーズとほぼ同様の効果がありますが、このポーズでは腹部の内圧はバッタのポーズほどは大きくありません。完全に息を吸い込んでも、バッタのポーズより横隔膜が腹部の内臓を圧迫しないからです。
○コブラのポーズに見られるじわじわとした背中の緊張と弛緩はこのポーズにはありませんが、コブラのポーズより背中の深部の筋肉の運動になります。
○コブラのポーズやバッタのポーズより、腹直筋など腹部の筋肉や股関節が伸ばされます。

——治療的効果——

○鋤のポーズと組み合わせて行なうと、鋤のポーズの効果をいっそう高めます。

○食後の鼓腸に有効です（コブラのポーズ参照）。
○神経衰弱に有効です。
○便秘、ピッタ性の疾患（アーユルヴェーダによる身体の構成要素のひとつ〈ピッタ＝火〉の要素が乱れた疾患：胃十二指腸疾患、肝・胆・膵疾患、皮膚病など）に有効です。

〔注意・禁忌〕
○脊椎炎のある人は行なってはいけません。

▽**鋤のポーズ**（ハラ・アーサナ）
ハラとはサンスクリット語で「鋤」を意味し、このポーズはインドの鋤の形をあらわしています。

〔手順〕
①あおむけになり、両手足をそろえて伸ばしておきます。
②両足を床と三十度になるまでゆっくり上げていきます。二、三秒保ちます。
③六十度になるまで両足を上げていきます。二、三秒保ちます。
④直角になるまで両足を上げていきます。二、三秒保ちます。この姿勢が半鋤のポーズ（アルダ・ハラ・アーサナ）です。

鋤のポーズ
(番号は本文と対応)

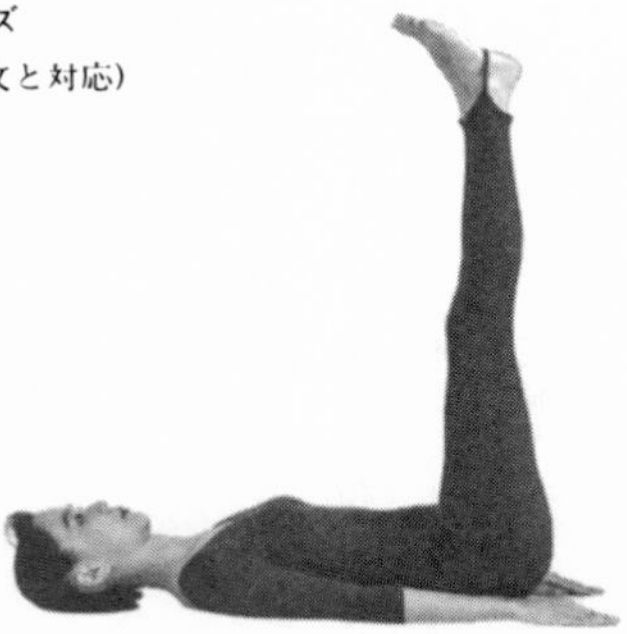

④

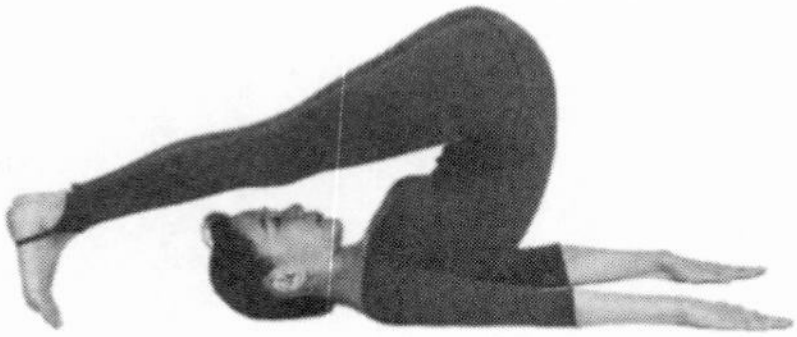

⑤

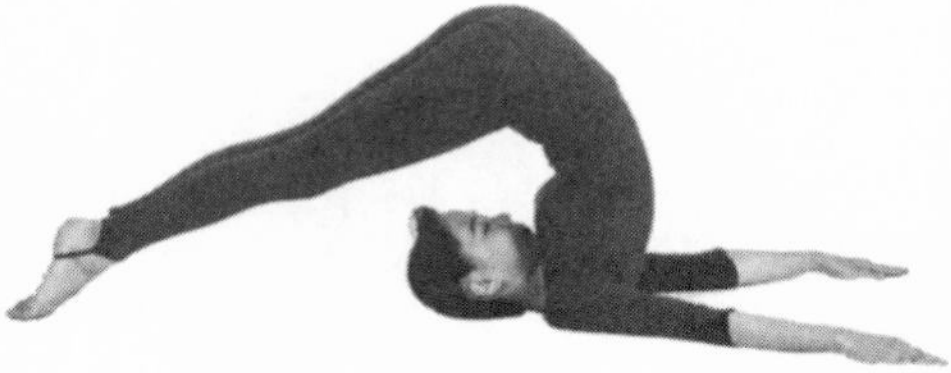

⑦

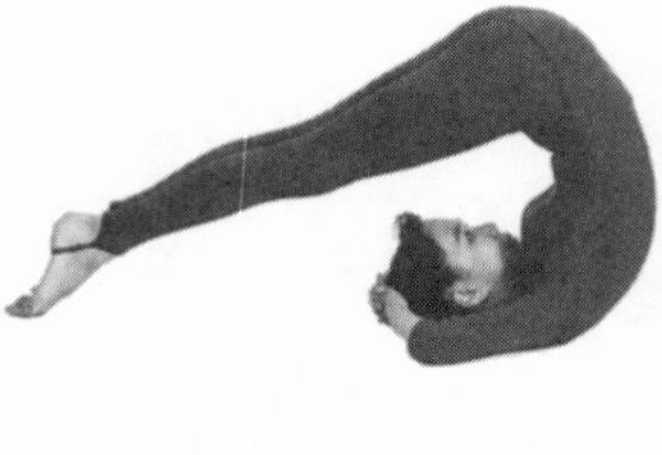

⑧

⑤両手に力を入れて両足を頭のほうへ下ろし、腰を上げます。足先を頭のすぐ上の床に下ろしていきます。二、三秒保ちます（第一段階）。
⑥足先を頭からより遠くへ離していきます。二、三秒保ちます（第二段階）。
⑦足先をこれ以上行かないというところまで遠くへ動かし、二、三秒保ちます（第三段階）。
⑧両ひじを曲げ、指を組んで頭の上に置きます。足の甲を伸ばし、足先をより遠くへと移動します。顎が胸についています（完成）。
⑨手指をほどいて両腕を身体のわきに伸ばします
⑩足先を頭のほうに近づけてから、腰を下ろし、両足を九十度まで上げていきます。
⑪両足をゆっくり下ろしていきます。

［ポイント］
○身体の健康のためには、各段階の姿勢を長い時間保持するよりも、繰り返し練習するほうがよいでしょう。精神的な健康のためには第一段階を長い時間保つことが重要で、他の段階はあまり重要ではありません。
○背骨の硬い人は徐々に練習しましょう。
○勢いをつけないこと。
○両足を上げるとき、ひざを曲げないこと。

○足先が床につかない場合、両足を無理に伸ばさないこと。
○ショート・コースでは各段階を二秒間ずつ、フル・コースでは完成した姿勢を除いて各段階を三秒間ずつ保ちましょう。最長四分間で六回行なえます。

［効果］

――生理的効果――

○歳をとると背骨が硬くなりますが、このポーズは背骨を柔軟に保ち、脊髄神経を健康に保ちます。
○腹筋を強くします。
○甲状腺を健康に保ちます（肩立ちのポーズのほうがより有効です）。

――治療的効果――

○消化不良、便秘に有効です。とくに、これらが腹筋や胃腸の神経の不調によるものなら、いっそう効果的です。
○肝臓や膵臓の肥大があまりひどくない場合は、正常化に役立ちます。
○特定の糖尿病に有効です。
○コブラのポーズ、バッタのポーズまたは半バッタのポーズ、弓のポーズと組み合わせて行なうと鋤のポーズの効果が高まります。とりわけ、鋤のポーズの直後にコブラのポーズを行なうと、効果が最大限引き出されます。

［注意・禁忌］
○頚部脊椎炎がある人はじゅうぶん慎重に行ないましょう。

▽背中を伸ばすポーズ（パシュチマターナ）

パシュチマとはサンスクリット語で「うしろの」、タンは「伸ばす」という意味です。このポーズでは背中の筋肉が伸ばされます。

［手順］
①両足をそろえて伸ばして坐ります。
②少し前かがみになり、両人差し指をそれぞれの足の親指に引っかけます。
③上体を前方に腰の部分から徐々に曲げていき、額を両足につけます。この姿勢をしばらく保ちます。
④上体をゆっくり起こしていきます。

［ポイント］
○ひざを曲げないこと。足の裏側についているひざを曲げる筋肉が縮まっていると上体を前に伸ばし

ていくとき、ひざが曲がってしまいます。足先に手が届かない人は、足首やひざのあたりをもって、ひざを曲げないようにして練習しましょう。

○勢いをつけて行なわないこと。

○身体の健康のためには、完成した姿勢を初めは十五秒間から保持し、一分間まで徐々に伸ばしていきましょう。これを三回繰り返して、最長三分間、練習することができます。

○ショート・コースでは、完成した姿勢を五秒間保持し、各自の体力に合わせて何度か繰り返しましょう。

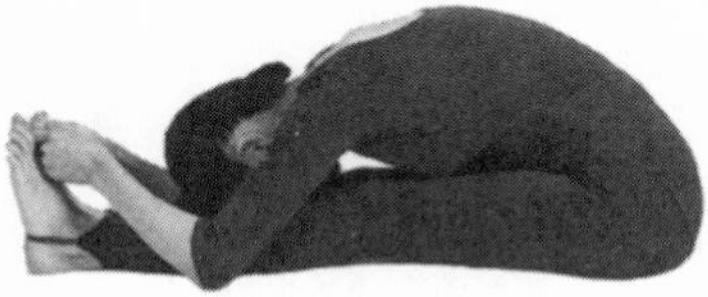

背中を伸ばすポーズ

[効果]

——生理的効果——

○背中の筋肉やとくにひざの裏側の筋肉がよく伸ばされます。

○腹部の内臓を支配する神経が活性化されるので、腹筋とともに内臓が強化されます。

○このアーサナは霊的にも重要です。これによってある霊的な修行者はアナハータ・チャクラ(心臓部にあるチャクラ)から出る微細な音を聞いた、という報告があります。また、クンダリニーを覚醒させるともいわれています。このような霊的な目的のためには、各人の能力に応じて毎日一時間以上行じなければなりません。

——治療的効果——

○便秘、消化不良に有効です。
○精子低下症に有効です。
○坐骨神経痛の傾向がある人に有効です。

［注意・禁忌］
○習慣性の便秘のある人は、一日三分以上は行なわないようにします。
○胃潰瘍のある人は行なってはいけません。

▽半マツイェーンドラのポーズ

このポーズの原型である「マツイェーンドラのポーズ」は偉大なヨーガ行者のマツイェーンドラが編み出しました。これは霊的にも重要なポーズですが、難易度が高いために、やさしい半マツイェーンドラのポーズを取り上げます。

［手順］

半マツイェーンドラのポーズ
(番号は本文に対応)

②

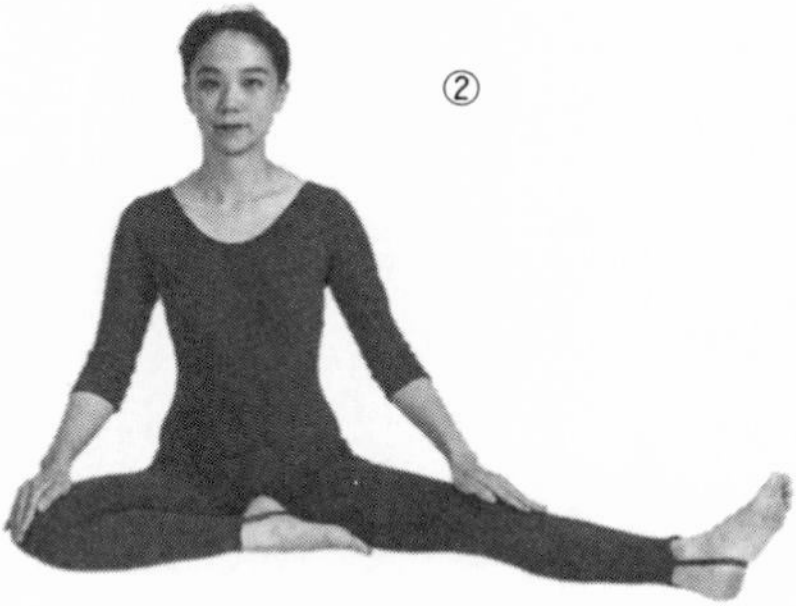

③

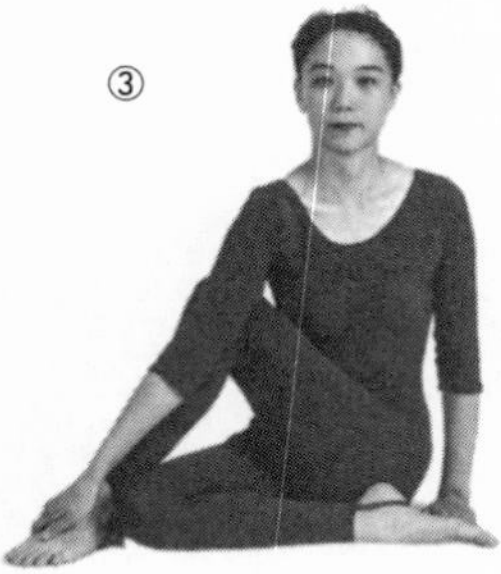

⑤

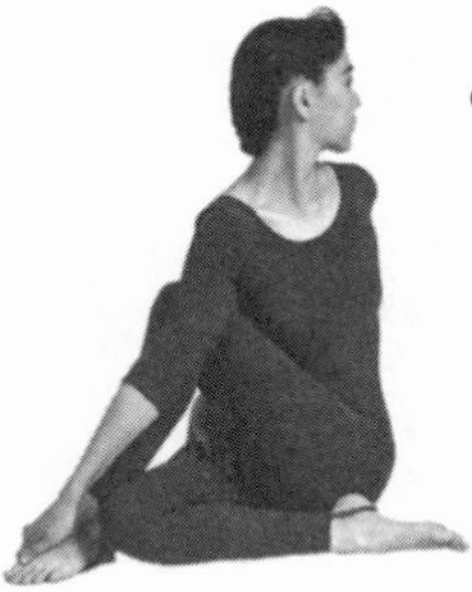

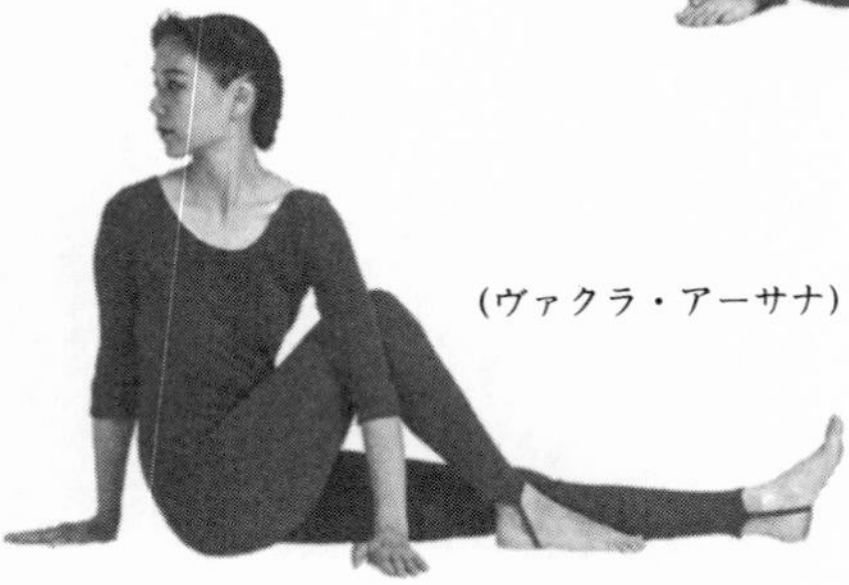

(ヴァクラ・アーサナ)

①両足を伸ばして坐り、両足を広げます。
②右ひざを曲げ、かかとを会陰部につけます。
③左ひざを立て、左足を右ももの外側に置きます。
④上体を少し左へねじり、右腕を左ひざの外側に置き、左足指か左足首をつかみます。左腕は背中にまわします。
⑤上体を左にねじり、顎が左肩のうしろにくるまで頭をまわします。左手は右ももをつかみます。この姿勢をしばらく保ちます。
⑥左手を右ももから離してゆっくり正面に向きます。
⑦右手をはずしたら、左足を伸ばし、次に右足を伸ばします。反対側の足でも同様に行ないます。

［ポイント］
○足指や足首をつかむのが困難な人はひざを持ちましょう。その際、ひじを無理に伸ばさないようにしましょう。
○かかとの上にお尻をのせないようにしましょう。
○初めは数秒間、最長で一分間行ないましょう。
○左右一回ずつでじゅうぶんですが、療法として用いるときは各人の体力に応じて繰り返します。
○このアーサナを行なう前に、ねじりのポーズ（ヴァクラ・アーサナ）を行ないましょう。

[効果]

○背骨の動きを柔軟にします。背骨には、前屈、後屈、左右の横曲げ、左右のねじりという六種類の動きがあります。前屈のポーズには、肩立ち、鋤、背中を伸ばすポーズ、ヨーガ・ムドラーがあります。後屈のポーズには、魚、コブラ、バッタ、弓のポーズがあります。半マツイェーンドラのポーズでは、背骨が左右にねじられ、同時に少しではありますが横にも曲げられるので、前屈や後屈のポーズと組み合わせて行なうと、背骨にとって大変有効です。

——生理的効果——

○肩や背中の筋肉のよい運動になります。

——治療的効果——

○便秘、消化不良に有効です。

○うっ血肝、肝臓肥大、脾臓のうっ血、脾臓肥大、また腎不全を改善します。

○糖尿病に有効です。

○患者の状態に応じて、他のポーズと組み合わせて行なうといっそう効果的です。

[注意・禁忌]

○背骨が非常に硬い人は、慎重に行ないましょう。

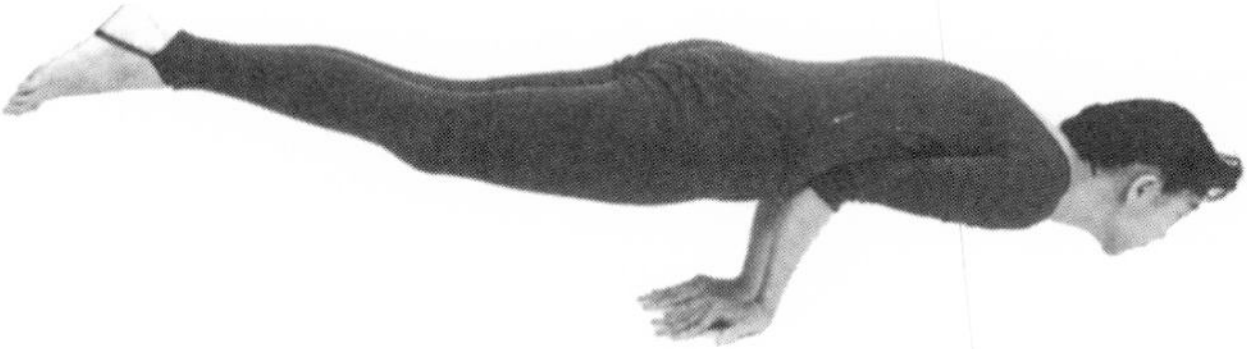

クジャクのポーズ

▽クジャクのポーズ（マユーラ・アーサナ）

マユーラとはサンスクリット語で「クジャク」を意味します。このポーズはクジャクが羽をうしろに伸ばしている姿をあらわしています。

［手順］

①ひざのあいだを広く開けてひざまづきます。

②両前腕をそろえて、指先を足のほうに向けて両手を床に置き、両ひじをへその横につけます。

④前腕でバランスを取りながら、全身が床と平行になるように両足を伸ばし、上げていきます。

⑤両足を下ろして、最初の姿勢に戻ります。

［ポイント］

○初心者は、息を止めてバランスを保ちましょう。

○バランスの取りにくいポーズなので、注意しながら行なってください。

○勢いをつけて行なってはいけません。

○行なっている最中にせきやくしゃみが出そうになったら、初めからもう一度やりなおしましょう。

○結腸浄化法《バスティ》を行なったあとにこのポーズを行なうと、まだ結腸に残っている水が排出されます。この場合は、両足は広げて高く上げます。通常のクジャクのポーズでは、肛門括約筋が収縮し腹腔内圧が高まりますが、両足を広げて高く上げて保持すると、臀部は緊張するものの肛門括約筋はリラックスして水が排泄されやすくなります。伝統的なヨーガの流派では、このような筋肉のコントロールをマスターしてからバスティを行なうよう説いています。

〔効果〕

――生理的効果――

○腹部大動脈を部分的に急に圧迫することにより、消化器系への血行をよくして活性化します。また、腹腔内圧が高まることにより、これらの器官をさらに強化します。

――治療的効果――

○内臓下垂、消化不良に有効です。ただし、重症の消化不良の場合、力をともなうこのアーサナを行なうことは困難なので、その効果は限られます。

○糖尿病に有効です。

［注意・禁忌］
○頸部脊椎炎のある人は行なってはいけません。
○女性は行なってはいけません。

(c)リラックスするためのアーサナ

▽**屍のポーズ**(シャヴァ・アーサナ)

シャヴァとはサンスクリット語で「屍」を意味します。このポーズでは、全身の筋肉を完全にリラックスさせます。

［手順］
①あおむけになります。
②両足を約四十五センチメートル、両手を身体から約十五センチメートル開きます。手のひらは上に向けます。目を閉じます。
③胸↓腹↓両足↓両手↓頭の順に全身をリラックスさせていきます。
④リラックスした筋肉に、しばらく意識を向けます。
⑤次に、呼吸を観察していきます。

第一段階――自然な呼吸を続け、息が入ってくるようす、出ていくようすを観察します。初めは二、

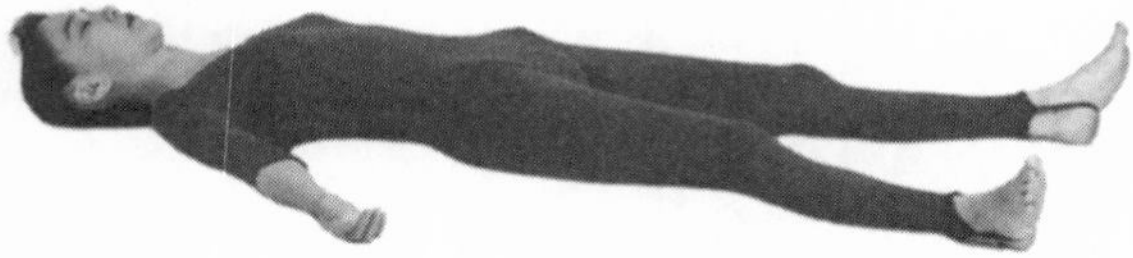

屍のポーズ

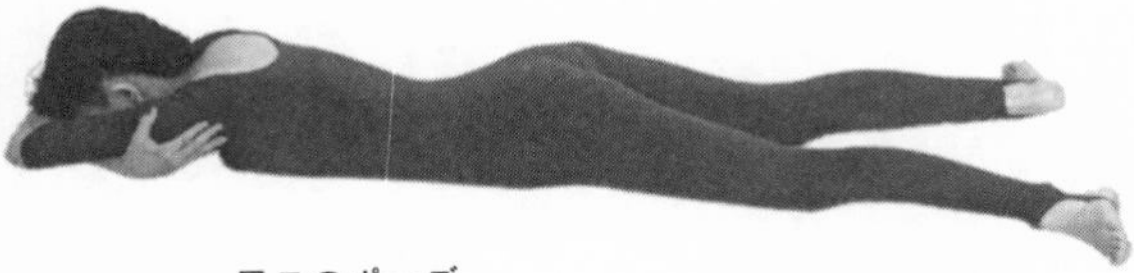

ワニのポーズ

三分間行ない、徐々に十分間まで延ばしていきます。

第二段階――約二週間たつと自分の呼吸が不規則なのに気づくと思います。今度は吸う息と吐く息が同じ長さになるように呼吸をし、観察します。これを毎日十五分間行ないましょう。

第三段階――約一カ月たつとリズミカルな呼吸を心地よく感じるようになるでしょう。今度は、少し深いリズミカルな呼吸をし、観察します。

［ポイント］

○リラックスさせる部位の順番は、自分のやりやすいように変えてもかまいません。

○注意が散漫にならないように、呼吸を観察しつづけましょう。

○呼吸の観察は、第一段階をマスターしてから第二段階へ、第二段階をマスターしてから第三段階へ進みましょう。

○呼吸に集中できない人は、初めは吸息とともに腹部をふくらませ、呼息とともに腹部をへこませ、まずその動きに注意を向けましょう。

○呼吸の観察で、第一段階だけで満足する人もいますが、第二段階は神経のバランスをとるために必要な段階です。霊的な修養のためには第三段階が非常に重要です。

○行なっているあいだ、眠らないようにしましょう。

○心地よい気持ちで全過程を行ないましょう。

○他のポーズを行なった直後、このポーズをとってリラックスしましょう。一日二、三回、じゅうぶんなリラクセーションを行なうようにしてください。

○うつ伏せの姿勢で行なうアーサナの後は、ワニのポーズで休みましょう。

［効果］

――生理的効果――

○筋肉の働きがよくなります。

○静脈の血行がよくなるので、疲労がとれます。

○神経を活性化し、精神力を強化します。

――治療的効果――
○高血圧症、心臓病に有効です。
○神経衰弱症、神経症に有効です。

［注意・禁忌］
○神経衰弱の人は一度に十分間以上は行なわないようにしましょう。
○何らかの疾患であおむけになることが禁じられている人は、行なってはいけません。

◉ムドラーとバンダ

▽ヴィパリータ・カラニー

サンスクリット語でヴィパリータとは「逆さの」、カラニーは「行為」を意味します。このポーズでは両足を上げ、身体を逆さにします。

［手順］
①あおむけになり、両手足をそろえて伸ばしておきます。

②両足を床と三十度になるまでゆっくり上げていき、二、三秒保ちます。次に六十度まで上げていき、二、三秒保ちます。さらに直角になるまで上げていき、二、三秒保ちます。
③両足を頭のほうに近づけて腰を上げ、両手でお尻を支えます。
④両足をまっすぐ上げます。目を閉じて身体の一定の部分に集中するか、あるいはつま先を見つめます。そして舌のバンダをします。この姿勢をしばらく保ちます。
⑤両ひじを伸ばし、両足を頭のほうに少し傾けてから、ゆっくりと腰を床に下ろします。両足は床と垂直に上げておきます。
⑥両足をゆっくり下ろしていきます。

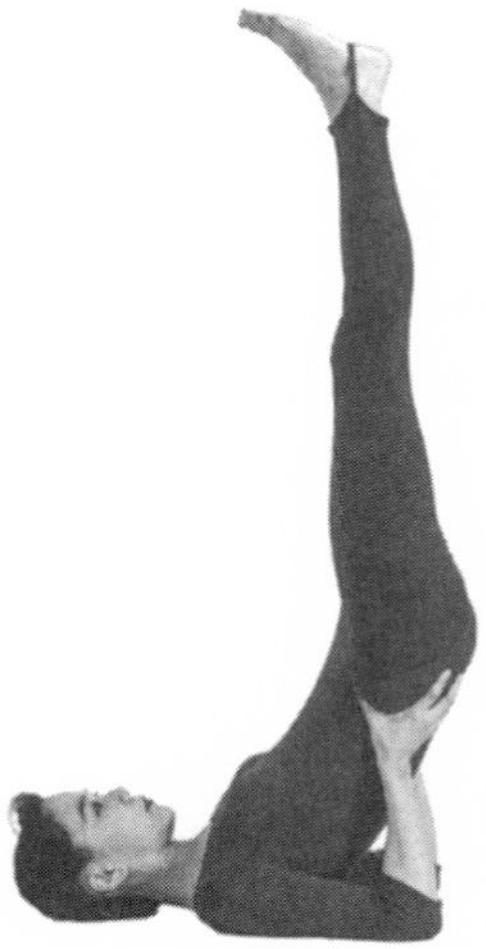

ヴィパリータ・カラニー

［ポイント］
○勢いをつけて行なわないこと。
○ひざを曲げないこと。
○両ひじは間隔を開けすぎないで約四十センチメートルの間隔を保つこと。
○このポーズを単独で行なう場合は、健康な人は最長二十四分間、他のポーズも行なう場合は最長六分間練習できます。

［効果］

○ハタ・ヨーガでは、この行法は潜在能力を開発する最上の行法とされ、六カ月間で身体を若返らせるといわれています。

――生理的効果――

○甲状腺を健康に保ちます。

○頭の血行をよくします。

――治療的効果――

○精子や精巣に問題のある人に有効です。

○卵巣の疾患に有効です。

○消化不良、ヘルニア、内臓下垂に有効です。

［注意・禁忌］

○高血圧症、頸部脊椎炎、手術を必要とする段階のヘルニアのある人は行なってはいけません。

▽**肩立ちのポーズ**（サルヴァーンガ・アーサナ）

サンスクリット語でサルヴァは「全部」、アンガは「身体」を意味します。このポーズは全身によい影響を与えます。

［手順］

①あおむけになり、両手足をそろえて伸ばします。

②両足を床と三十度になるまでゆっくり上げていき、二、三秒保ちます。次に六十度まで上げていき、二、三秒保ちます。さらに直角になるまで上げていき、二、三秒保ちます。

③両足を頭のほうに近づけて腰を上げ、両手でお尻を支えます。

④背中を両手で支えながら、両足と胴体が床と垂直になるまで上げていきます。顎を喉の付け根のくぼみにつけ、喉に意識を向けます。この姿勢をしばらく保ちます。

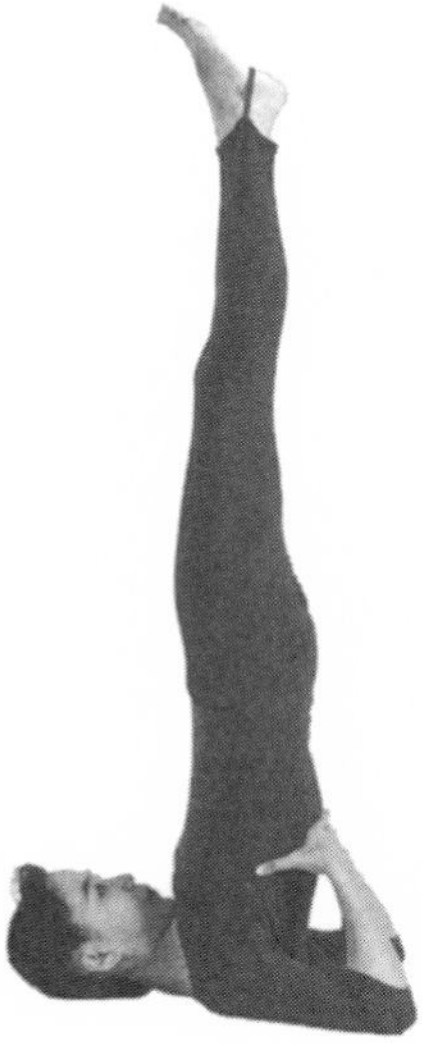

肩立ちのポーズ

⑤両手で背中を支えながら、背中を床にゆっくり下ろし、次に両ひじを伸ばして腰をゆっくり下ろします。両足は床と垂直に上げます。

⑥両足を徐々に下ろしていきます。

［ポイント］
○勢いをつけて行なわないこと。
○痛みを感じるほど無理をして背中や足を上げないこと。

［効果］
——生理的効果——
○甲状腺を健康に保ちます。
○生殖器官を活性化します。

——治療的効果——
○甲状腺機能の低下による老化現象に有効です。
○精巣の退化による精子低下症、卵巣の退化による生殖器官の疾患に有効です。
○消化不良、便秘、ヘルニア、内臓下垂に有効です。

［注意・禁忌］
○高血圧症の人は行なってはいけません。

▽**魚のポーズ**（マツヤ・アーサナ）

マツヤとはサンスクリット語で「魚」を意味します。人はこのポーズで魚のように水上を漂うことができるのでこの名前がついています。

▽手順

①蓮華坐をします。
②手で支えながら上体をうしろに倒していきます。
③両手を頭の脇の床につけて、頭と胴体を反って、頭頂を床につけます。
④人差し指を曲げ、反対側の足の親指に引っかけます。この姿勢をしばらく保ちます。
⑤人差し指を足の親指から離し、両手を頭の脇につけ、上体を伸ばします。
⑥ひじに力を入れて、上体を起こし、蓮華坐をほどきます。

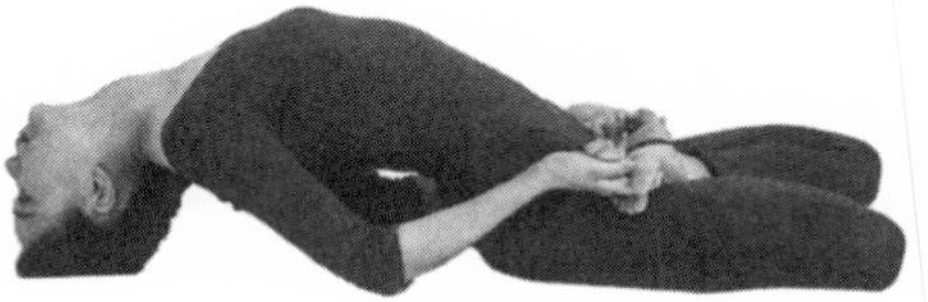

魚のポーズ

［ポイント］

○肩立ちのポーズの後にこのポーズを行ないましょう。その際、肩立ちのポーズに費やした時間の三分の一だけこのポーズを練習しましょう。

○無理をして首を曲げないこと。
○背中をじゅうぶんに反らせましょう。
○横になったまま蓮華坐をほどいてもかまいません。

[効果]
○肩立ちのポーズのあとにこのポーズを行なうと、肩立ちのポーズの甲状腺への効果を高めます。

▽**倒立のポーズ**(シールシャ・アーサナ)
シールシャとはサンスクリット語で「頭」を意味します。ここでは、頭を支点に逆立ちをします。

[手順]
①床にひざまづいて、かかとにお尻をのせ、つま先を立てます。
②手指を組んで、それを頂点として前腕で三角形を作り、床に置きます。
③両手に後頭部をつけて頭頂を床につけます。
④ひざを伸ばし、両足を胴体に近づけていきます。
⑤足の裏が床から自然に離れたら、ももを腹部につけるようにします。
⑥ひざを曲げていきます。

倒立のポーズ
(番号は本文と対応)

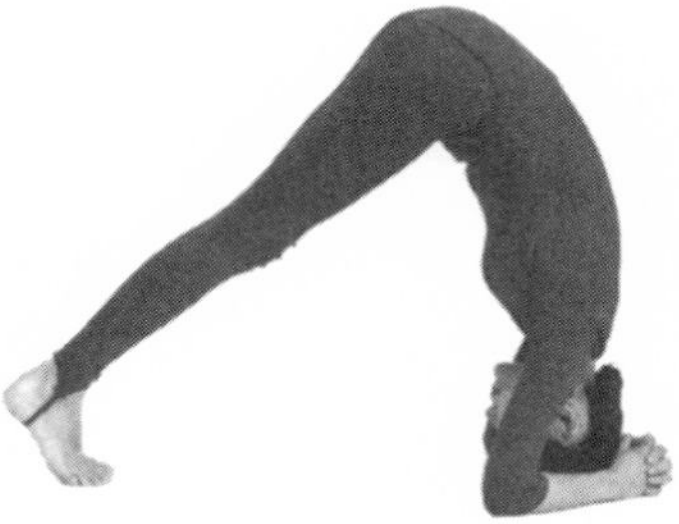

④

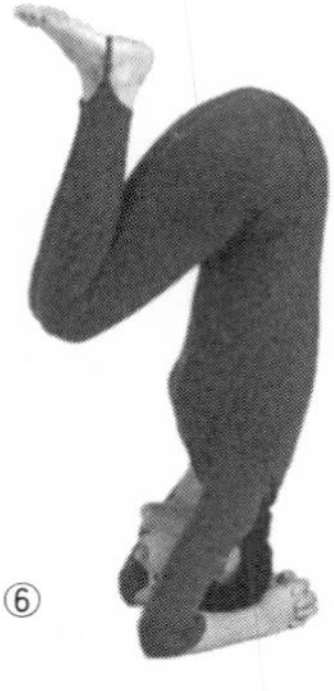

⑥

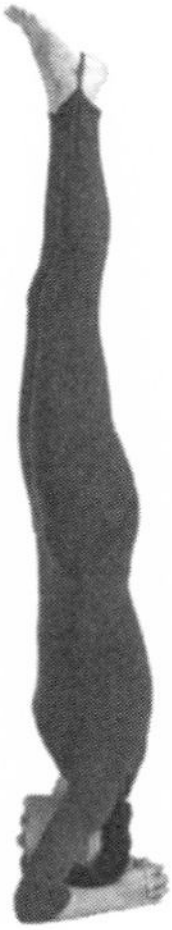

⑧

⑦ひざを曲げたまま両ももを上げていき、胴体と一直線になるようにします。
⑧ひざを伸ばし、頭でバランスをとって全身を保持します。
⑨ひざを曲げ、ももが腹部に近づくまで両足を徐々に下ろしていきます。
⑩両足を床につけ、ゆっくり頭を起こし、初めの姿勢に戻ります。

［ポイント］
○足を上げるときは勢いをつけず、ゆっくり行なうこと。
○初めは指導者のもとで練習しましょう。
○両足を下ろしたら、めまいがしないようにしばらく頭を下げておき、すぐに起こさないこと。

［効果］
――生理的効果――
○頭の血行をよくし、記憶力を高めます。
○神経系、内分泌系、消化器系を活性化します。

――治療的効果――
○神経衰弱症に有効です。

○消化不良、便秘、内臓下垂、ヘルニアに有効です。
○喉のうっ血（とくに消化不良に起因するもの）に有効です。
○うっ血肝、脾臓のうっ血に有効です。
○精子低下症に有効です。
○神経性喘息などの特定の喘息に有効です。

［注意・禁忌］
○耳の痛み、耳漏のある人は行なってはいけません。
○疾患がある場合、症状がある程度おさまってしばらくしてから行ないましょう。
○目が充血しやすい人は行なってはいけません。
○最大血圧が百五十以上で最小血圧が百以下の人は、独断で行なってはいけません。専門家に相談してください。
○心臓の弱い人は慎重に行ないましょう。動悸がしたらやめてください。
○重度の慢性鼻カタルの人は行なってはいけません。ただし、初期の鼻カタルには有効です。
○咳の出る人、慢性的に風邪をひいている人は行なってはいけません。
○便秘の人は慎重に行ないましょう。
○激しい運動を行なったときは、最低二十分休んでから行ないましょう。

▽ヨーガ・ムドラー

ここではムドラーとは「シンボル」の意味です。クンダリニーを覚醒するのに役立つ行法です。

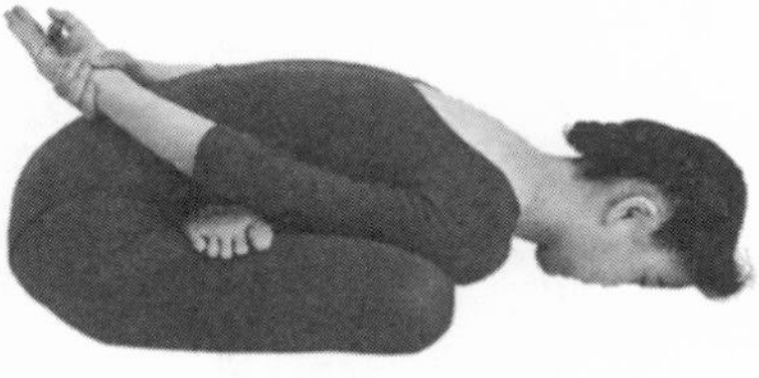

ヨーガ・ムドラー

［手順］

①蓮華坐をします。

②背中に両腕をまわし、左手で右手首を握ります。

③上体を前にゆっくり倒していき、額を床につけます。この姿勢をしばらく保ちます。

④ゆっくり上体を起こしていきます。蓮華坐をほどきます。

［ポイント］

○蓮華坐ができない場合は、半蓮華坐で行ないます。

○半蓮華坐ができない場合は、金剛坐《ヴァジラ・アーサナ》(正坐)をして、こぶしを作り、へその横に置いて、上体を前に倒していきましょう。

○お尻が床から離れないようにすること。

○額を床につけるのがやさしく感じたら、鼻、顎をつけてみましょう。

［効果］
――生理的効果――
○腹筋を強め、腹部内臓の位置を正しくします。
○神経系（とくに腰椎・仙骨神経）を活性化します。
――治療的効果――
○便秘に有効です。
○精子低下症に有効です。

［注意・禁忌］
○高血圧症、慢性的な頭痛のある人は行なってはいけません。

▽ウディヤーナ

ウディヤーナとはサンスクリット語で「引き上げる」という意味です。この行法ではへその下から上まで腹部を引っ込め、横隔膜を引き上げます。

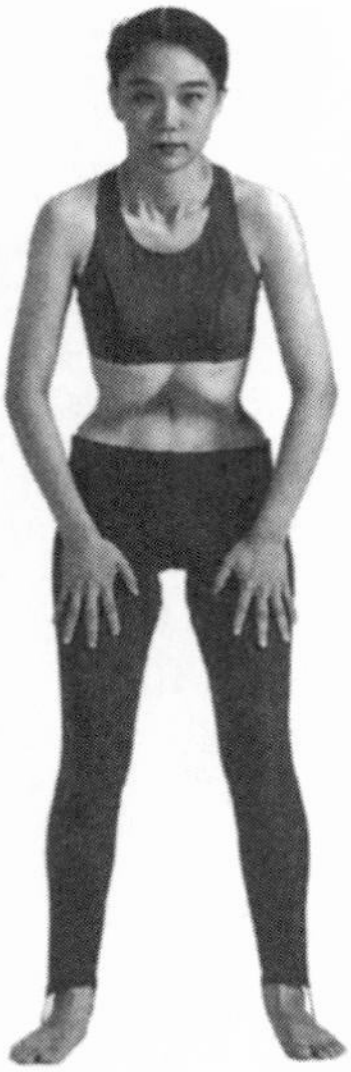

ウディヤーナ

〔手順〕

①まっすぐ立ちます。

②両足を少し広げ、ひざを軽く曲げ、少し前かがみになり、両手をもも、あるいはひざに置きます。

③息を完全に吐ききり、実際には息を吸わないものの吸うときのように胸を広げ、腹部を引っ込めます。この状態を五秒間から二十秒間保ちます。

④腹部をゆっくりゆるめ、上体をまっすぐにして息を吸います。

〔ポイント〕

○あまり前にかがみすぎないこと。

○腹部はリラックスさせます。

○空腹時に行なうこと。

○坐っても行なえます。

［効果］
○腹部のよい運動になり、便秘、消化不良、肝疾患などに有効です。
○腹部神経叢を正常に保ちます。
○精神的な効果が大きい行法です。

［注意・禁忌］
○循環器系疾患、腹部に重症な疾患がある人は、独断で行なってはいけません。
○頭痛のあるときは行なってはいけません。

◉浄化法

▽ナウリ

腹筋を立てる行法です。通常は立って行ないますが、結腸浄化法《バスティ》の際にはしゃがんで行ないます。

［手順］
――中央《マディヤマ》のナウリ――
①ウディヤーナをします。

ナウリ

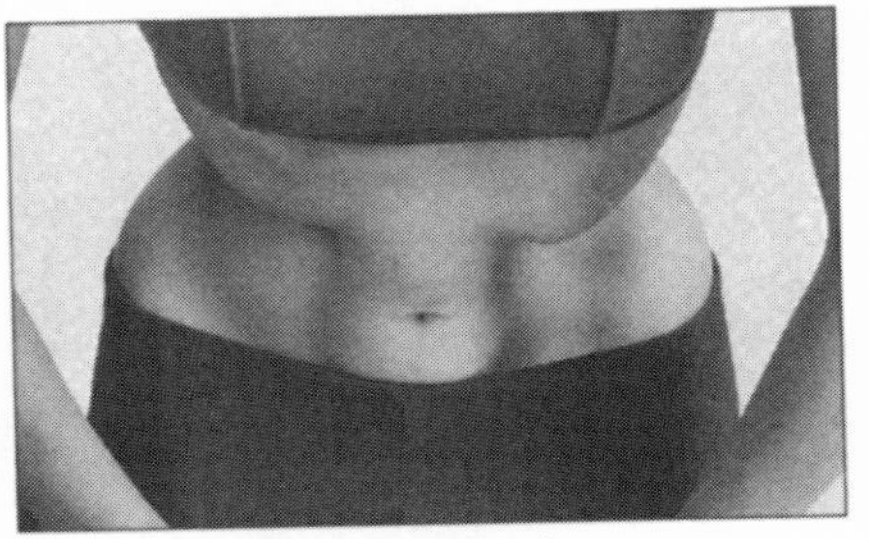
（中央のナウリ）

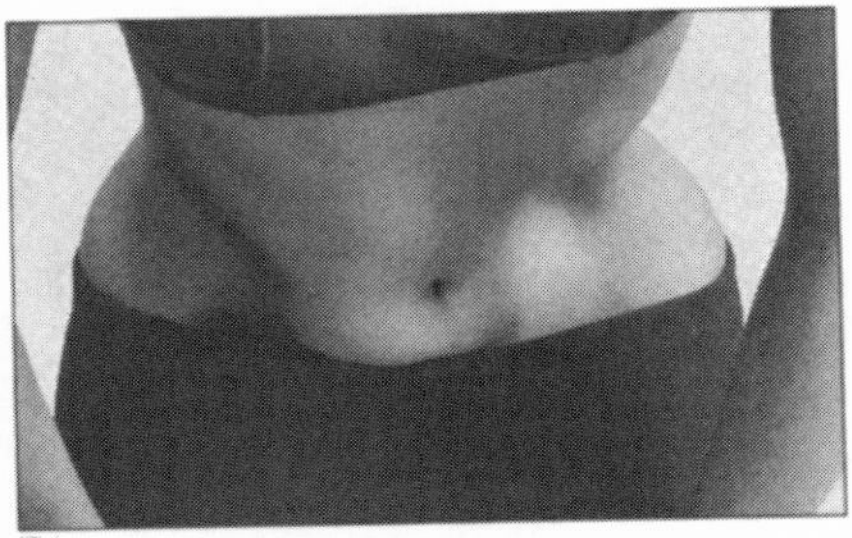
（右側のナウリ）

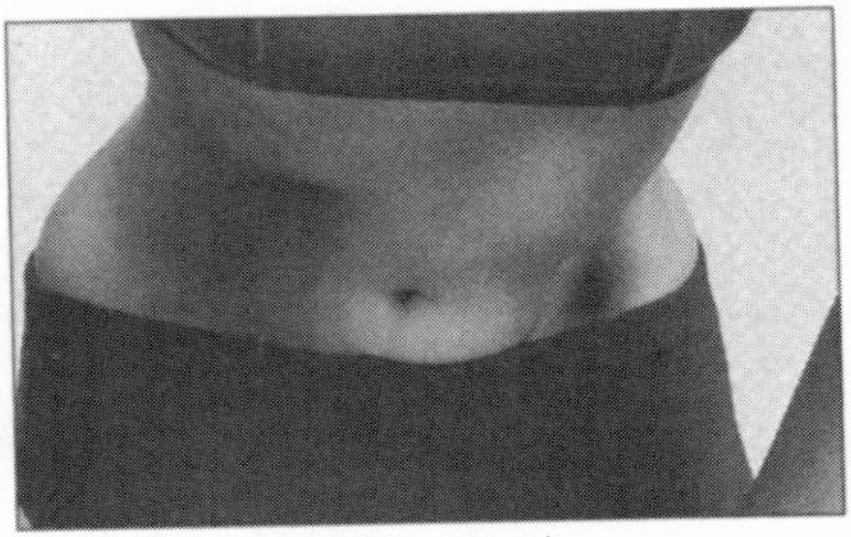
（左側のナウリ）

②ウディヤーナを保持しているあいだ、両ももをグッと押さえ、恥骨のすぐ上の腹直筋を前に押し出すようにします。そうすると腹直筋が緊張し、他の筋肉より前に出ます。これが中央のナウリです。

――右側《ダクシナ》のナウリ――

③中央のナウリを保持しているあいだ、右手で右ももをもっと強く押します。身体は右のほうへ傾きます。同時に左側の腹直筋をリラックスさせます。そうすると右の腹直筋が緊張し、右のほうへ動いてきますが、左側は動かさないでおきます。これが右側のナウリです。

――左側《ヴァーマ》のナウリ――

④右側のナウリと同様に、中央のナウリを保持しているあいだ、左手で左ももをもっと強く押します。そうすると身体が左のほうへ傾きます。同時に右側の腹直筋をリラックスさせます。そうすると左の腹直筋が緊張し、ずっと左のほうへ動いていきますが、右側は動かさないでおきます。これが左側のナウリです。

――ナウリ浄化法《クリヤー》――

⑤右側のナウリ↓中央のナウリ↓左側のナウリと、右から左へ十回から二十回、リズミカルに早く動かせるようにしましょう。同様に左側のナウリ↓中央のナウリ↓右側のナウリと反対方向で十回から二十回動かしましょう。これがナウリ浄化法です。

［ポイント］

○腹部に力を入れないこと。ナウリは自然にできるようになります。
○空腹時に行なうこと。
○中央のナウリが完全にできているかをチェックする点は、(a)腹直筋がくっきりと立って、他の部分は肋骨より深くへこんでいる、(b)それを無理なくできる、一呼吸で数回できるようになる、(c)痛みをともなわないでできる、の三点です。腸の疾患などで痛みをともなう人は、この行法を行なってはいけません。

○ナウリ浄化法は、平均的に健康な人は毎日最大七回、丈夫な人は毎日最大二十一回行なってかまいません。

[効果]

――生理的効果――

○腹部の内臓を活性化します。

――治療的効果――

○消化不良、便秘に有効です。

○肝臓、脾臓、膵臓、腎臓の疾患を改善します。

○卵巣の機能不全を改善します。

○特定の生理痛に有効です。

[注意・禁忌]

○四十歳以上の人は、専門家の指示があるとき以外は行なってはいけません。

○腹部の結核のある人は独断で行なってはいけません。

○慢性虫垂炎のある人は、専門家の指示があるとき以外は行なってはいけません。
○高血圧症の人は行なってはいけません。
○十二、三歳未満の子供は行なってはいけません。

●ヨーガのプログラム

▽簡易コース

①コブラのポーズ――――――――二～五秒間保持、二～五回、二週間ごとに一回増やす。
②半バッタのポーズ――――――――〃
③半鋤のポーズ――――――――片足から始める。二週間後両足で行なう。各角度で二秒間保持、三～六回、二週間ごとに一回増やす。
④ヨーガ・ムドラー――――――――五秒間保持、三～五回、一週間ごとに一回増やす。
⑤背中を伸ばすポーズ――――――――五秒間保持、二～五回、二週間ごとに一回増やす。
⑥ウジャーイー調気法――――――――七～十四回、一週間ごとに二回増やす。

▽ショート・コース

①コブラのポーズ――――――――三～七回、二～五秒間保持、二週間ごとに一回増やす。

②半バッタのポーズ――――三～七回、二～五秒間保持、二週間ごとに一回増やす。
③弓のポーズ――――〃
④鋤のポーズ――――初めは半鋤のポーズを行なう。各段階を二秒間ずつ保持。
鋤のポーズでは各段階を二秒間ずつ保持、三～五回、二週間ごとに一回増やす。
⑤背中を伸ばすポーズ――――五秒間保持、三～七回、二週間ごとに一回増やす。
⑥半マツイェーンドラのポーズ――――〃
⑦ヨーガ・ムドラ――――十秒間保持、三～五回、一週間ごとに一回増やす。
⑧ヴィパリータ・カラニ――――初め各段階を二秒間ずつ保持、その後完成したポーズを十秒間保持、二～五回、二週間ごとに一回増やす。
⑨ウディヤーナ――――十秒間保持、三～五回、一週間ごとに一回増やす。
⑩ウジャーイー調気法――――七～二十一回、一週間ごとに三回増やす。

▽フル・コース

①コブラのポーズ――――十秒間保持、三～七回、二週間ごとに一回増やす。
②バッタのポーズ――――〃
③弓のポーズ――――〃

④鋤のポーズ――――――全過程で一〜四分間、一週間ごとに一分間延ばす。
⑤半マツイェーンドラのポーズ――片側十五秒〜一分間、一週間ごとに十五秒間延ばす。
⑥背中を伸ばすポーズ―――十五秒〜一分間、一週間ごとに十五秒間延ばす。
⑦クジャクのポーズ―――十秒〜二分間、一週間ごとに十五秒間延ばす。
⑧ヨーガ・ムドラー―――一〜三分、一週間ごとに一分間延ばす。
⑨倒立のポーズ――――十五秒〜十二分間、一週間ごとに三十秒間延ばす。
⑩肩立ちのポーズ―――三十秒〜六分間、一週間ごとに一分間延ばす。
⑪魚のポーズ――――十五秒〜三分間、一週間ごとに十五秒間延ばす。
⑫屍のポーズ――――二〜十分間、一週間ごとに二分間延ばす。
⑬ウディヤーナ――――三〜七回、一週間ごとに一回増やす。
⑭ナウリ――――――――〃
⑮ウジャーイー調気法――――七〜二十八回、一週間ごとに三回増やす。

フル・コースにおいて各行法の完成姿勢を保つ最長時間は、①〜③は三分間、④は二分間、⑤〜⑧は一分間、⑨は六分間、⑩は三分間、⑪は一分間、⑬は二分間、⑮は七分間です。

◉ヨーガのヒント

▽コースについて

○簡易コースは初心者や虚弱な人向けですが、その際、特別な病気がないことが望まれます。

○ショート・コースは時間がなかったり、フル・コースを行なう体力や意志のない人のためのプログラムです。

○フル・コースのヨーガ修行者へのヒントはすべて、ショート・コースや簡易コースについてもあてはまります。

○ショート・コースのアーサナは九歳から始めることができます。しかし、ウジャーイー調気法とウディヤーナは十二、三歳になるまでは始めてはなりません。

○ショート・コースは男性、女性ともに実践できます。

○朝、ヨーガを実践できる人は、ショート・コースを朝晩実践してよいでしょう。その他の人は、朝、ウジャーイー調気法とウディヤーナを実践し、夕方に残りの行法を実践するとよいでしょう。ウジャーイー調気法は夕方も実践しましょう。

○ショート・コースでは行法を省略するのではなく、各行法を短めに実践することで時間を短縮することができます。

○ショート・コース、簡易コースは害のないものですが、重い疾患のある人は独断で実践してはいけません。

▽**禁忌**
○ヨーガの修行者は次に要約される注意・禁忌をよく覚えておきましょう。
○耳漏、目が充血しやすい人、心臓が弱い人は、倒立のポーズを行なってはいけません。慢性鼻カタルのある人は、ヴィパリータ・カラニー、肩立ちのポーズ、倒立のポーズはじゅうぶんに慎重に行ないましょう。腹部の内臓が相当に虚弱で、とくに脾臓が大きく腫脹している人は、コブラのポーズ、バッタのポーズ、弓のポーズを行なってはいけません。便秘している人はヨーガ・ムドラー、背中を伸ばすポーズを実践しすぎないようにします。一般に、心臓の弱い人はウディヤーナやナウリを行なってはなりません。肺の弱い人はウジャーイー調気法においてクンバカをしてはいけませんが、レーチャカやプーラカは行なってもかまいません。つねに最大血圧が百五十以上で最小血圧が百以下の人は、独断で行法を行なってはいけません。身体が虚弱な人は、専門家に相談して適切な行法を指導してもらいましょう。

▽**注意**
○ヨーガを行なってけだるさを感じるようではいけません。実践後、神経が落ち着いてリフレッシュ

した気分になっていなければなりません。

○コースのヨーガ行法は一気に行なわず、適当に中断して休憩を入れましょう。

○ヨーガを行じているあいだはエネルギーを使い過ぎないようにして、内臓に無理がかからないようにしましょう。

○「注意してもしすぎることはない」というのは重要なアドバイスです。

○じゅうぶんな休憩をとり、再びヨーガをはじめるときは、つねに控えめに行ないましょう。

○重病後は、じゅうぶんに回復してヨーガが行なえるエネルギーをつけてから始めましょう。ヨーガ行法を始める前に適当なウォーキングを毎日、一、二週間行なうとよいでしょう。

○適度の食事やかなりの流動食をとった後、一時間半はヨーガ行法を行なってはいけません。流動食をカップ半分とった後は、三十分たったらヨーガを行なってもかまいません。大食した後は少なくとも四時間半あけてからヨーガを行ないましょう。ヨーガを行なうときはつねに胃を軽くしておきましょう。

○ヨーガを行なった後三十分ぐらいしたら、適度の食事をしてもかまいません。

▽時間と順序

○各コースはまったく一般的なものです。時間の割合や回数は各人の体力によって、医師と相談して決められます。

○ヨーガを行なう時間を最小限にしたい人はショート・コースを行なってください。しかし、初心者はまず簡易コースから始め、徐々にフル・コースを行なうようにしましょう。
○ウディヤーナ、ナウリ、ウジャーイー調気法は朝、この順序で行ないましょう。
○便秘をしている人は排便前にウディヤーナ、ナウリを行ないましょう。
○ナウリを行なう前に、岩塩を少量入れたぬるま湯（約三十ｃｃの水に約七十ミリグラム）を数十グラム飲むと、早く便通をつけることができます。
○ウジャーイー調気法を行なうときは、排泄だけでなくできれば沐浴もしてください。この調気法は蓮華坐か達人坐で行なうのがもっとも適しています。
○アーサナは、朝よりも身体が柔軟になっている夕方に行なうほうがよいでしょう。
○ヨーガ・ムドラー、ウジャーイー調気法は夕方にも行なえます。
○ヨーガ・ムドラーはアーサナとともに行ない、屍のポーズの前に行ないましょう。
○朝でも夕方でもヨーガ行法は、まずアーサナとヨーガ・ムドラー、次にバンダと浄化法、そして最後に調気法の順に行ないましょう。（訳注――浄化法・バンダ→アーサナ→調気法の順に行なってもよいでしょう。）
○アーサナを行なうときは、ここにあげた順序を守ったほうがよいでしょう。しかし、ある程度練習したら、この順序を厳格に守る必要はありません。ちがうアーサナを取り入れたり、どんな順序に行なってもよいでしょう。その際、もっともやさしいアーサナを初めに行ない、難しいものは後にしましょう。
○ある特定の行法を省いてもかまいません。

▽他の運動との組み合わせ

○同じ日にヨーガと運動を行なってもかまいません。
○しかし、両方を立てつづけに行なわず、最低二十分ぐらいの間隔をあけましょう。
○身体を調えたい人はヨーガを後に行ないましょう。しかし、陽気な気分になりたい人は運動を後に行ないましょう。
○ウォーキングを運動として行なうときは、元気よく行ないましょう。ヨーガ行法の前か後にいろいろなレベルで歩きましょう。

▽場所

○ヨーガ行法は換気のよいところで行ないましょう。しかし、身体に強い風が当たらないように気をつけてください。

▽坐具

○精神的な修行のための伝統的な坐具はすばらしいものです。クシャ草のじゅうたんの上によくなめした鹿皮を敷き、その上に毎日洗った厚い綿敷物を敷くと、とても快適です。身体的健康を求める人は、ヨーガを行なう際、じゅうぶんな大きさのカーペットを敷きましょう。その上に毎日洗った綿敷物を敷くとよいでしょう。クシャ草のじゅうたんがない場合は、他の草じゅうたんでもかまいません。皮を使うことに否定的な意見をもつ人は、ウールの敷物を何回か折りたたんで利用しましょう。

▽ヨーガ行法と入浴

○ヨーガ行法の前に入浴するとよいでしょう。そうすると全身の血行がよくなり、ヨーガ行法によって身体の特定部位への血行がよくなるからです。

○足浴、半身浴など部分的な入浴は、その部分の血行を促すのでヨーガ行法の前後すぐはしないようにします。しかし専門家によっては、部分的な入浴と特定のヨーガ行法を組み合わせて勧める場合もあります。

▽飲食物、喫煙など

○自分の嗜好をはなれて、自分に適した食べ物を見つけましょう。

○平均以上に健康な人も、自分の好きな食べ物を制限しましょう。毎食、ほどほどの量をよく嚙んで食べましょう。そうすると唾液とよく混ざり、消化しやすくなります。

○消化の悪い人は低タンパクの食事をとるようにします。一日二食、または一食＋軽食ですませてもかまいません。
○消化不良や便秘、または尿酸に問題のある人は、豆類をとらないほうがよいでしょう。またジャガイモやナス、タマネギも避けます。
○食事をして三十分後に水を飲むのは、ほとんどすべての便秘に有益です。消化機能が損なわれていない人は、食事と一緒に水を飲むとよいでしょう。
○酒類はすべて避けます。紅茶やコーヒーなどの刺激物は飲み過ぎない、あるいは、なるべくなら飲まないようにします。健康に気をつける人にとっては、水（白湯）がもっともぜいたくな飲み物です。
○何年も大量に喫煙していると、必ず神経に害を与えます。ヘビースモーカーはいつも神経衰弱、長引く咳、喉の痛みなどに悩まされ、非喫煙者にも迷惑をかけます。
○不自然で非合法の性行為は罪深いことです。自然で道理にかなっている性行為も過度にしすぎるのはよくありません。
○純粋な生理的欲求の結果の性行為でなければ健全ではありません。

▽女性と子供のためのヨーガ行法

○フル・コースはクジャクのポーズを除いて、女性にもできます。

○女性の場合、生理中や妊娠中はすべてのヨーガ行法をお休みしたほうがよいでしょう。
○少年少女はまずショート・コースから始め、のちにフル・コースを行なうとよいでしょう。
○十二歳以下の子供はコブラのポーズ、半バッタのポーズ、弓のポーズ、背中を伸ばすポーズ、鋤のポーズ、ヨーガ・ムドラーだけを行ないましょう。十二歳以上は、フル・コースの残りの行法も行なえます。

フル・コースやここにあげたヒントは、平均的な健康人のためのものです。体力のない人はショート・コースを行なうか、あるいは自分に適したヨーガ行法を専門家に指導してもらってください。

結びに

これまでヨーガ・セラピーに用いられるさまざまな手法や原則、科学的な背景の大要を述べてきました。ヨーガ・セラピーは、他の療法と混同しなければ、非常に実用的な価値をもっています。残念なことに、現代のヨーガの流派の中には、賛同を得るために無知な見解をもってしたり、あるいはデモンストレーションに「優雅さ」をつけ加えたりして、これらをひどく混同させる傾向をもつものもあるようです。また、医療関係者はヨーガ・セラピーを特別な「運動」療法だと考える傾向がありまず。もちろんヨーガ・セラピーには運動も含まれますが、通常のダイナミックで激しい運動の生理学は患者には適用されません。ヨーガ・セラピーはたんなる運動だけで構成されるのではなく、人格をあらゆる面から考慮する総合的療法なのです。

一般的な療法の立場から、「ヨーガ・セラピーは特定の慢性疾患にのみ用いられるのか」と考える人もいると思います。ハタ・ヨーガの運動は多くの代謝機能障害やある種の身体の変形、障害を調整できますが、ヨーガ・セラピーは一般に心身症など心身の分野でその真価を発揮し、特別な応用法をもつものです。患者にその原因がわかっている抑うつ神経症の場合でも、ヨーガ・セラピーは直接取り組み、かなりの実績をあげています。抑圧された感情を難聴・麻痺などのような身体症状に置き換える転換ヒステリー神経症の場合、完全に治癒するためには、多少なりとも心理分析など現代医学の手助けを必要とします。こうした疾患の場合、ハタ・ヨーガの必須の運動を行なって緊張を取り除いてあげれば、非常に浅い短期間の心理療法でも、よい結果をもたらすことが可能です。

急性疾患や感染症の場合、ヨーガは、本文の最初のほうで述べたように、抵抗力や免疫力をつけることで予防することができます。また、疾患が治癒した後でもヨーガ・セラピーはリハビリの役割をはたし、機能を回復させ、ほんとうの治癒をもたらすことでしょう。慢性感染症の場合は、ヨーガ・セラピーは補助的な療法になります。しかしどんな疾患においても、医師とヨーガ・セラピストのあいだには信頼と理解にもとづいた協力が必要です。

アーサナと調気法は、ハタ・ヨーガとパタンジャリのヨーガ、つまりラージャ・ヨーガの両方に共通する行法で、その種類はハタ・ヨーガのほうがパタンジャリのヨーガよりも多くなっています。ハタ・ヨーガは、浄化法や、自律神経系に直接働きかけるムドラーとバンダを特徴とします。

私たちの健康センターで、ハタ・ヨーガとパタンジャリのヨーガを適切に組み合わせて用いたところ、いっそうよい結果を得ることができました。パタンジャリのヨーガは多少個人的なアプローチを必要としますが、ハタ・ヨーガは多くの人々に可能で、神経の緊張を取り除くのにも役立ちます。いったん緊張が取り除かれると、心の奥底に抑圧されているものを明らかにし、患者の協力によってそれを適切に扱うことが容易になります。私たちの経験では、緊張がやわらぐ前に抑圧されたものを明らかにしようとするのは非常に危険なことで、ときには生命にかかわることさえあります。そういうことからしても、時間をかけて心理分析を行ない、じゅうぶんに転換（過去の、とくに抑圧された出来事から感情を解き放つよう精神分析学的に指導して、情動緊張や不安を取り除くこと）を行なうことが必要です。また、緊張が長く続くと、患者は姿勢もこわばり、不機嫌で、非協力的になりがちです。こうした理由から私たちは多くのハタ・ヨーガ行法をヨーガ・セラピーで用いるのです。

これは他の療法についてもいえることですが、ヨーガ・セラピーの処方をする際には、基本原則を知って、各人の状態を把握することがとりわけ大切です。ヨーガ・セラピーでは一般に禁忌はほとんどありませんが、前記したように限界があり、各人の行なう行法や手順はそれぞれの生理学的効果をふまえながら用心して処方しなければなりません。

たとえば、ヘルニアの場合は腹腔内の圧力を高めるような行法はすべて避けます。脊椎分離症（椎体関節間部の変性）の場合は、前屈やストレッチするような行法は禁忌です。また、高血圧の場合は、屍のポーズなどの鎮静作用をもつ行法を処方します。なお、禁忌については各ヨーガ行法の項、ヨーガ・プログラムの項も参照してください。ヨーガ・セラピーにおける指導のために、第6章に主要な行法について効果や注意点を示しておきました。

これまで述べてきたことからも、ヨーガが現代の精神生理学的な医学の分野においては特別な存在で、しかも最上のものといってもさしつかえないことをご理解いただけたかと思います。

訳者あとがき

今から十五年前、私の母はひどい更年期障害に悩まされていました。脈拍は少なく、しきりに動悸やめまいにおそわれ、起きているのもやっとというような状態でした。そんな母が毎日ヨーガの実践に取り組むようになりました。そうすると、みるみるうちに元気が戻ってきたのです。

やがて東京薬科大学に入学した私は、東洋医学に興味を持って勉強を始めましたが、同時に、母を生き生きとさせたヨーガとはいったい何なのか、という思いを胸に、アーサナを中心にヨーガの実践に取り組んでみることにしました。すると、次第にその心地よさとともに、底知れぬ奥深さを感じるようになり、それはいつしか「本当のヨーガの実技と理論をきちんと勉強したい」という探究心へと発展していきました。

インドのカイヴァルヤダーマ・ヨーガ研究所付属のヨーガ大学に入学する機会を得たのは、大学を卒業して薬剤師になった後のことです。ヨーガを科学的に研究する機関として知られるこのヨーガ研究所は、一九二四年、スワミ・クヴァラヤーナンダ師によって創設され、その後、一九五〇年にはヨーガ大学も開校されました。

大都市ボンベイからデカン高原に向かって列車で三時間。車窓に映る緑濃い渓谷や幾すじもの滝は、これから始まる留学生活の不安を打ち消してくれるほど美しいものでした。避暑地として有名なロナワラ駅に着き、リキシャーと呼ばれる三輪のタクシーに乗って数分ほど行くと、駅周辺のにぎわいも遠ざかり、小高い山が見えてきました。研究所はそのふもとに建っていました。ちょうど雨季の最中で、雨に濡れながら重い荷物を引っ張り引っ張り、研究所の広大な敷地内にある寮にたどり着きました。寮の部屋はシンプルで落ち着いた雰囲気でした。窓の外にのどかな野山の風景が広がっているのを目にしたとたん、長旅の緊張がほぐれてほっと安堵したのを、今でもはっきり覚えています。

そんな平和な環境の中に、北はカシミール州、南はケララ州と、インド各地から個性豊かな男女三十人が集まって、ヨーガの勉強がスタートしました。外国から来ている学生は私だけでした。授業はまだ肌寒い早朝の七時から始まります。アーサナや調気法、浄化法などの実技を学ぶのですが、長さ五メートルの布を飲み込む浄化法に初めて挑戦したときには、「こんなこともするのか」とびっくりしました。

しかし練習を重ね、上達するにつれて、実践の大切さを感ぜずにはいられませんでした。実技や理論の定期試験の前ともなれば、みな自由時間を惜しむようにして練習に励んだものです。午前中は、早朝の実技の授業に続いて、哲学や生理学などヨーガを理解するのに不可欠な理論を、また、それとあわせてヨーガ・セラピーの理論を学びました。授業が始まる前には必ずサンスクリット語でお祈りするのですが、それは私にはいつも新鮮な印象で、心の落ち着くひとときでした。

午後は図書館で勉強したり理論の講義に出たりした後、夕方から再びヨーガの実技の授業が始まります。こうして広い敷地内にある校舎や図書館、アーサナ・ホールを一日中行ったり来たりしていました。一日のカリキュラムが終わり、ほっとして夕食をいただいた後は、カイヴァルヤダーマ・ヨーガ研究所の最高責任者であるスワミ・マヘーシャーナンダ師のお住まいにおじゃまするのが日課でした。質素な暮しを営みながら気さくに人々の相談に応じられる師の姿は、本来のヨーガ行者のあるべき姿だと思いました。火を焚いて行なうお祈りの儀式の後で、チャーイという甘いインド式ミルクティーをいただきながら、友人たちを交えて師と語り合うのは本当に楽しいひとときでした。

本書は、このヨーガ大学でテキストとして用いられており、カイヴァルヤダーマ・ヨーガ研究所の設立者にしてインドで初めてヨーガ・セラピーに取り組んだクヴァラヤーナンダ師が、やはり長年にわたって同研究所でヨーガ研究に従事してきたヴィネーカル博士とともに著したものです。同研究所における長年の科学的研究をもとに、ヨーガおよびヨーガ・セラピーの思想のエッセンスを集めたといってもよい本書は、インドのヨーガ界の中でもバイブル的な存在になっています。

クヴァラヤーナンダ師については、かつて同師の指導のもとにアーサナや調気法などを実践したマハートマ・ガンディーとの間に、頻繁な文通があったことが記録に残されています。また、かの地を訪れたことのあるインディラ・ガンディー首相は、「ヨーガ研究における代表的な人物であるクヴァラヤーナンダ師の始められた研究は、今後もずっと受け継がれていくべき価値を有するものと考えます」と述べています。

インドにおいてそれほど敬愛されているクヴァラヤーナンダ師の著書を、このたび、訳者として日本に初めて紹介する機会に恵まれましたことを、たいへん幸せに思っています。本書が日本においてもヨーガへの理解を深める一助となることを、心から願ってやみません。

本書の刊行にあたっては多くの方々から御支援・御教示をいただきました。インド政府厚生大臣のC・シルヴェーラ博士、東方学院長・東京大学名誉教授中村元博士、日本ヨーガ・ニケタン代表木村慧心先生をはじめ、U・K・クリシュナ博士、シリル・ヴェリヤト博士、中川和也先生、上馬場和夫先生、森田俊一先生、春秋社の林幹雄氏および鹿子木大士郎氏に、この場を借りて厚くお礼を申し上げます。そして最後に、私をいつも温かく見守り適切な助言を惜しまなかった叔父の真巳と母の泰子に、また私をここまで導いてくれた大いなる存在に深く感謝したいと思います。

一九九五年八月

山田久仁子

カイヴァルヤダーマ・ヨーガ研究所の住所：
Kaivalyadhama S.M.Y.M. Samiti.
Lonavla-410403 (Dist. Pune),
INDIA

増補

ヨーガの近代化とカイヴァルヤダーマ・ヨーガ研究所

日本において、現在「ヨーガ」はかなり定着してきました。本書の初版が刊行されて以来、十数年経過しましたが、この間の日本におけるヨーガブームも記憶に新しいところで、カルチャーセンターやスポーツクラブでもヨーガのクラスは定番となりました。ヨーガマットを背中にかけてスクールに通う人の姿も見受けられるなど、フィットネス志向の高い人々の関心のみならず、一つのファッションとしても多くの人々の関心を引きつけ、その認知度は一層高まったといえます。

このようなヨーガに対する関心は、日本や欧米にとどまらず、近年では、韓国や中国、タイなどのアジアの国々においても急速に高まっており、それに比例するように、カイヴァルヤダーマ・ヨーガ研究所付属ヨーガ大学への留学生も増加しています。ここでは、カイヴァルヤダーマ・ヨーガ研究所が今日まで行なってきた研究や教育等の活動について、近年のヨーガに関連する動向にも触れつつ述べたいと思います。

▽クヴァラヤーナンダによる科学的ヨーガ研究の着手と発展

本書の著者の一人であるスワミ・クヴァラヤーナンダ（本名 Jagannath Ganesh Gune、一八八三—一九六六）は、学生時代はサンスクリットと哲学を専攻し、また体育学で著名なマニクラオ教授のもとで運動生理学についても研鑽を積みました。当時、政治的指導者であったB・G・ティラクやオーロビンド・ゴーシュの理想にも影響を受け、活動に参加していた時期もありましたが、後に、教育に従事し、アマルナールの大学の学長も務めました。しかし、グジャラート州マルサールのヨーガ行者、マドヴァダーサ・マハラージとの出会いが、彼をヨーガの道へ進ませる一大転機となりました。

師のもとでヨーガの修行に励んだ彼は、合理的精神をもち、ヨーガの修行者のみが経験してきた神秘的な体験を科学的に解明する必要性を感じました。そして、インド哲学及び文化の真髄であるところのヨーガが一般人にも的確に理解でき、普及されるようにと願い、一九二三年、四十歳の時、名前をスワミ・クヴァラヤーナンダとし、その翌年、ロナワラにカイヴァルヤダーマ・ヨーガ・アーシュラムを創設しました。白い口ひげをたくわえ、大きな思索的な茶色の目をした魅力的な年配の紳士のその風貌は、アルバート・アインシュタインをブラーミンにしたようであった、とある人は回想しています。

スワミ・クヴァラヤーナンダがまず行なった実験は、圧力計とX線を用いて、ウディヤーナとナウリを行なっているときの体内の圧力変化をみるものでした。このようにして始まったヨーガの科学的研究は、生理学、心理学のみならず、哲学、教育学等、さまざまな領域の研究者に引き継がれ、その研究成果は機関誌『ヨーガ・ミーマーンサー』(*Yoga Mimamsa*)において、一九二四年の発刊以降、今日に至るまで発表されてきており、その要約もまとめられています。

ロナワラに研究所(The Rana Natwarsingh Pathological Laboratory)が開設されると、一九三二年、ボンベイ(現ムンバイ)に支部が開設され、一九三六年にヨーガ健康センター(Ishvardas Chunilal Yogic Health Centre)として機能し始めました。私は一九九三年、ムンバイの湾岸沿いにある同センターを初めて訪れましたが、一階には、医師の診察室、またシャワールームがいくつかあり、そこには下半身を温めるために使う大きな桶が置かれていました。また二階には、ヨーガを実習する大きな部屋があり、インストラクターが個別に、ヨーガのアーサナ等を指導していました。

一九四三年にはラジコットに支部が開設され、一九四四年、科学的研究や文献研究を統括する部署(Kaivalyadhama Shriman Madhava Yoga Mandir Samiti〈K. S. M. Y. M. Samiti〉)がカイヴァルヤダーマに設置されました。そして一九五〇年に、人々への奉仕のために若者の知性と精神性を育成することを目的に、ヨーガ大学(Gordhandas Seksaria College of Yoga and Cultural Synthesis)が設立されました。今日まで、ヨーガの分野において多くの人材を輩出してきており、国内外の大学・研究機関とも活発な学術的な交流がなされています。一九六一年には慢性疾患をもつ患者のためのヨーガ病院(Shrimati Amolak Devi Tirathram Gupta Yogic Hospital)が設立されました。なお、最初に行なわれたヨーガのセラピー的研究は、喘息患者に対するものでした。

▽教育におけるヨーガ

カイヴァルヤダーマ・ヨーガ研究所付属ヨーガ大学において、私が学んだヨーガ教育ディプロマ・コースでは、ヨーガの指導法についての授業がありました。その授業の実地試験として、ロナワラ近辺の小学校に派遣され、あるアーサナについて、生徒達に教える機会がありました。大学の学生各々の得意な言語能力に応じて、英語で教育する学校、あるいはヒンディー語で教育する学校等に割り当てられるのですが、私は、英語で教育する小学校にて、ノウカ・アーサナ（船のポーズ）を生徒たちに教えました。その教え方、言語の明瞭さ等を、教師が採点するのです。生徒たちは床に整然と座り、生き生きとした目で私の説明を聞き、実習してくれたことを今でも覚えています。

インドでは、一九七〇年代より、小学校、中学校など学校教育における体育の授業においてヨーガ、とくにアーサナの実習が取り入れられるようになりました。このように公教育の場においても、ヨーガが浸透してきましたが、高等教育におけるヨーガ・コースにおいてもカイヴァルヤダーマの指導法がスタンダードとして成立しつつあります。実際、マハラシュトラ州政府レベルにおいてその採択の検討が進められています。

▽補完・代替医療としてのヨーガ

近年、カイヴァルヤダーマにおいて開催されている国際会議では、ヨーガ・セラピーに関する発表も多くなされており、それだけヨーガへの期待感が高まっていることが伺われます。

日本では二〇〇三年に、日本ヨーガ療法学会が設立され、医師をはじめとする医療関係者やヨーガ教師によって活発な意見交換がなされています。こうした背景には、ヨーガが補完・代替医療(complementary and alternative medicine; CAM)の一つとして認識されている事実が大きく関係していると思われます。二〇〇二年の米国における全国調査では、六二パーセントの人が過去一年間に何らかのCAMを使用しており、二〇〇三年の米国病院協会の調査によれば、二六・七パーセントの病院がCAMを提供しています。このような現代西洋医学と代替医療という構図は、統合医療へとシフトしてきています。以上のような視点でヨーガを捉えたとき、次のような意見もあることに注意しなければならないでしょう。

1、ヨーガは補完療法であって、病気の治療法ではない。患者の幸福感が高まり、生活の質を向上させるといっても、病気そのものが軽くなるわけではなく、受けている医療が不要になるわけではない。

2、ヨーガは、効果を上げるためには定期的に行なわなければならない。少なくとも毎週数時間はヨーガに充てなければならないため、実行する時間をやりくりできない人も多い。

3、体位の中には、特定の病気を抱える人にとってはストレスの原因になるものもある。したがって、どのような運動プログラムにもいえることだが、ヨーガを使っても支障がないかどうかを主治医に相談しなくてはならない。(以上、バリー・R・キャシレス『代替医療ガイドブック』浅田仁子・長谷川淳史訳　春秋社、二〇〇〇年)。

インド中央政府の厚生省AYUSH局(Aはアーユルヴェーダ、Yはヨーガと自然療法、Uはユナニ、Sはシッダ、Hはホメオパシーを表す)では、西洋医学以外の医療を管轄していますが、それらを代替医療とは呼ばず、独立した医学体系として捉えています。その中で、ヨーガは自然療法(ナチュロパシーNaturopathy)と合わせて管轄されています。

自然療法は、人工的な手段や薬剤は使わず、自然界に存在する五元素を媒体として、自分の自然治癒力だけで病気を癒す医療です。ドイツを中心にヨーロッパで始まったものですが、インドにおける自然療法はまずドイツ人の文献が一八九四年にテルグ語に翻訳され、一九〇四年にヒンディー語とウルドゥー語に翻訳されたことによって復興しました。自然療法を推進したのはマハートマ・ガンディーで、彼自身もこの自然療法について記事を書いたり、自分や家族らにも試していました。

私が以前、ロナワラのカイヴァルヤダーマを訪れた際、ヨーガ病院の担当医は自然療法の専門家が務めていましたが、インストラクターの指導のもと患者がヨーガの実習をしていたときに、何げなく「これはヨーガ・セラピーですか?」とインストラクターに尋ねたところ、「いや、これは「ヨーガ」の実習です」と回答していたのがとても印象的でした。ちなみに、ガンディーはヨーガにも関心をもち、スワミ・クヴァラヤーナンダにアドバイスを求めてシャヴァ・アーサナなどのヨーガ行法を実践している様子が、一九二七、八年頃の二人の文通から伺われます。

なお、カイヴァルヤダーマのヨーガ病院は、近年ヨーガ健康管理センター(Yogic Health Care Centre)となり、ヨーガや自然療法の実践の他、アーユルヴェーダ部門も併設され、パンチャカルマ等を受けられるようになっています。日本でもアーユルヴェーダが普及しており、ヨーガ実践者の中にはアーユルヴェーダに関心をもつ人が多く見受けられます。

▽近代の西洋とヨーガ

十八世紀から十九世紀にかけて、西洋ではインド研究が盛んに行なわれるようになりました。では、ヨーガは西洋の学者たちにとって、どのように捉えられていたのでしょうか。宗教社会学の視点から東洋の諸宗教を分析したマックス・ウェーバーは、パタンジャリの古典的ヨーガを「方法的感覚禁欲の合理的に体系化された一形態」とみなし、正統・異端を問わず諸救済論において大きな影響力をもっていたと指摘しています（マックス・ウェーバー『ヒンドゥー教と仏教』深沢宏訳　東洋経済新報社、二〇〇二年）。また、心理学者C・G・ユングは、ヨーガを東洋の諸宗教の基礎体験と考え、たましいの世界をコントロールするとともに認識する技術であり科学である、と考えていたようです。ユングは、一九三八年に英領インド政庁から招待され、カルカッタ大学創立二十五周年記念講演を行なったあと、インド各地をめぐっており、その印象について、東洋の諸宗教は西洋の治療的心理学に対する偉大な挑戦である、と語ったといいます。またその翌年、スイス連邦工科大学において、ヨーガの古典であるパタンジャリの『ヨーガ・スートラ』をテキストにして、現代人の心理学的体験と結びつけて、講義を始めました（湯浅泰雄『ユングと東洋』（下）人文書院、一九八九年）。

近代ヒンドゥー教復興運動の立役者であったスワミ・ヴィヴェーカーナンダは、一八九〇年代、主にアメリカとイギリスにてヴェーダーンタの思想を伝道しましたが、その中でヨーガを西洋社会に紹介しました。彼は、宗教も科学と同じように方法をもち、その目標に到達するための方法がヨーガであるとし、パタンジャリのヨーガのみならず、ウパニシャッドや『バガヴァッド・ギーター』等における宗教的実践法のエッセンスを合わせて四つのヨーガを提示しました。彼の思想は、科学者ニコラ・テスラら知識人層をはじめ多くの人々の関心を引きつけました。

▽ヨーガの本質とは何か、という問い

大半の方々は、健康になりたい、また健康を回復したい、という現実の生活における問題を解決したいという目的をもってヨーガに取り組み始めると思います。本書には「セラピー」という言葉がタイトルについており、またヨーガの「セラピー」的側面について論じられているためか、訳者である私に対しても、ある疾病についてどのようなヨーガ行法で対処するのが良いか、といった内容のお問い合わせをいただくことが多くあります。こうした反響に、正直なところ、一ヨーガ教師として少々とまどいを感じたこともありましたが、逆にこのようなご質問を頂いて、「ヨーガ」の本質は何だろうか、と改めてよく考えるようになりました。

ヨーガは非常に長い歴史をもつものでありながら、世界的に知れわたるようになったのは、近代に入ってからであり、その理解においては、少なからず混乱があったことも否定できないでしょう。スワミ・クヴァラヤーナンダの直弟子の一人であり、長年カイヴァルヤダーマ・ヨーガ研究所付属ヨー

ガ大学の学長であったマノーハル・L・ガロテ博士（一九三一—二〇〇五）は、共産圏を含む多くの国々へヨーガの指導に出かけましたが、人々のヨーガに対する認識の相違が少なからず見られたそうです。ガロテ博士によれば、ヨーガは単なる出家修行者の特殊な修行法でもなく、単なる哲学的体系でもなく、単なる療法の一種でもなく、超能力の開発法でもない、「ヨーガは哲学的理論に裏付けられた合理的な方法論の体系」であり、「人間を全体的に扱うもので、従って、必ず実践と理論の両方が大切になってくる」と語っています（M・L・ガロテ「「ヨーガ」の本質と理念」『ヨーガ禅　道友』五十号　日本ヨーガ禅道友会、二〇〇〇年）。このような理論と実践の重視は、おそらくどの分野においても必要であると思われますが、ヨーガもその例外ではないでしょう。

一九九七年、現在のカイヴァルヤダーマ・ヨーガ研究所の代表であり精神的指導者であるスワミ・マヘーシャーナンダ師が初来日され、日本アーユルヴェーダ学会の研究総会をはじめ、日本各地で講演活動を行ないました。その際、私どものヨーガ教室においても、ご講演ならびにアグニ・ホートラと呼ばれる儀式を行なっていただきましたが、師はリラックスした雰囲気で次のように語りました。つまり、「人生は旅のようなものです。大いに楽しんで快適な旅をしなければなりません。車を車庫に入れて修理やメンテナンスをするように、私達自身もこの肉体の手入れをしなくてはなりません」。ヨーガはそのためのツールと言えるかもしれません。スワミ・マヘーシャーナンダ師は難解な議論を避け、例え話を用いてお話なさっていましたが、ヨーガの本質は案外そんなシンプルなところにあるようにも思えます。

▽今後の展望と期待

カイヴァルヤダーマ・ヨーガ研究所の八十余年にわたる発展を概観しましたが、文献調査・研究を含めて科学的な研究を地道に積み重ねてきた点で、また一般人のために、安全に配慮しつつ、ヨーガを普及してきた点で、その功績は大きいと言えるでしょう。本書はそうした近代インドにおけるスワミ・クヴァラヤーナンダのヨーガについての考察及び科学的な取組みについて、まとまった形として日本に初めて紹介された点で、大変意義のあるものと思います。

私は留学中、先生方が「ヨーガはアート（art）であり、サイエンス（science）である」と度々仰っていたのが耳に残っています。ヨーガもその側面がクローズアップされがちですが、さまざまな専門領域にまたがっている学問であるともいえるでしょう。近代に入り、さまざまな領域に分断されてきた学問についても、現代では統合的に理解する視点がますます求められてきています。こうした中で、スワミ・クヴァラヤーナンダの残したメッセージは一つの示唆を与えるでしょう。すなわち、「ヨーガは人類のために完全なるメッセージをもっている。ヨーガには人間の身体へのメッセージがある。ヨーガには人間の心へのメッセージがある。そしてまたヨーガには人間の魂へのメッセージがある。知性にあふれる有能な若者たちよ、インドのみならず世界のあらゆるところへ、ひとりひとりにこのメッセージを伝えてくれませんか」。このように、カイヴァルヤダーマの伝統において、ヨーガは本質的には人間を身体的、心理的、霊的に向上させる修行体系として理解されています。

日本においても今後、ヨーガを包括的に学べる理論の構築や「安全に」実習できる実践体系の構築の一層の充実が図られることを期待します。また、さまざまなフィールドの方々がこのヨーガについて一層議論できるようになることを心より願いつつ、カイヴァルヤダーマ・ヨーガ研究所の今後の動向を見守りたいと思います。

おわりに、増補分の本稿を執筆するにあたり、木村慧心先生、相方宏先生からご助言を賜わりましたことを付記して御礼申し上げます。

平野久仁子

再増補

現代ヨーガにおけるスワミ・クヴァラヤーナンダの貢献について考える

――カイヴァルヤダーマ・ヨーガ研究所創立一〇〇周年の節目に寄せて

二〇〇八年に本書『ヨーガ・セラピー』の増補版が出版されて以来、はや一六年が経過しました。本書の初版は一九九五年ですので三〇年近くが経過し、さらに本書のオリジナルの出版は一九六三年ですので、セラピーとしてのヨーガについて考察した文献としては、もはや古典の部類に入るかもしれません。そうした中、読者の皆様にはお手にとっていただき、訳者として感謝にたえません。今回、再増補版が刊行されるにあたり、近年のヨーガをめぐる状況の変化をふまえつつ、二〇二四年には本書の著者の一人であるスワミ・クヴァラヤーナンダが創立したカイヴァルヤダーマ・ヨーガ研究所が一〇〇周年を迎えるこの機会に、その貢献について改めて考えてみたいと思います。

◆「国際ヨーガの日」と「ヨーガ共通手順」

二〇一四年一二月一一日の国連総会にて、インドのモディ首相が提言した「国際ヨーガの日」

（International Day of Yoga 六月二一日）が一七七カ国の賛同を得て採択されました。ヨーガを〈古代インドの伝統からの貴重な贈り物〉として、世界に向けて周知する出来事にもなったように思います。それに伴い、カイヴァルヤダーマをはじめとする主要なヨーガ研究機関の専門家の協力を得て、インド政府AYUSH（アユシュ）省及びモーラールジー・デーサーイー国立ヨーガ研究所（Morarji Desai National Institute of Yoga：MDNIY）により、ヨーガ共通手順（Common Yoga Protocol：CYP）が作成されました。ヨーガがグローバル化し、多様なスタイルのヨーガが行なわれる現状において、インドの人々が考える一つの標準形が提示されたとも言えましょう。また二〇一六年には、ヨーガはユネスコの無形文化遺産に登録されています。さらに二〇二一年には、WHO（世界保健機関）はAYUSH省及びMDNIYとの共同でヨーガのアプリ（WHO mYoga App）を開発しています。ちなみにCYPで紹介される技法の多くはハタ・ヨーガの文献である『ハタ・プラディーピカー』や『ゲーランダ・サンヒター』等の文献に由来していますが、ねじりのポーズ（ヴァクラ・アーサナ）はスワミ・クヴァラヤーナンダの著書“Asanas”（一九三三年）から引用されています。

こうした動向は、MDNIYをはじめカイヴァルヤダーマ・ヨーガ研究所を含むインドの主要なヨーガ研究機関が集まり、二〇〇八年にインド・ヨーガ協会（Indian Yoga Association）が設立されたことも大きく関係していると考えられます。尚、AYUSH省は、インドの補完代替医療を管轄するインド政府厚生省内の一部が、古代からの医療システムの深遠な知識を復興し、最適な発展と普及を確実にするというビジョンを持って、二〇一四年に省として独立しました（現在はAyush省と記述され、従来のアーユルヴェーダ、ヨーガ、自然療法、ユーナーニー、シッダ、ホメオパシーに加え、ソーワリグパ〈チベット伝統医学〉も管轄しています）。二〇一九年には、スワミ・クヴァラヤーナンダはその功績から、ヨーガの分野において、現代のマスター・ヒーラーの一人として認められ、記念切手も発行されました。

◆ヨーガと健康・教育・研究

カイヴァルヤダーマ・ヨーガ研究所は、ヨーガに関して健康・教育・研究を三本柱にしています。それぞれヘルスケア・センター、カレッジ、研究所が担っていますが、この礎はスワミ・クヴァラヤーナンダが築いたと言えるでしょう。

筆者は二〇一七年、同研究所を再訪しヘルスケア・センターに滞在し、カレッジなどの状況を見学してきました。パソコンやスマートフォンが普及しており、またキャッシュレス決済で、自分が留学していた一九九〇年代と比べると隔世の感がありました。当時は周囲の環境も静かで、電車も時間通りではなく、とてものんびりしていましたが、今はハイウェーが通り、街道沿いには土産物店が建ち並び、活気にあふれる等、インドの発展を肌で感じました。そうした中、カレッジの学生たちが一連のヨーガの実習に励む様子は以前と変わらない光景で、穏やかな時間が流れていました。ヘルスケア・センターには中高年のみならず若者も訪れていました。同センターでのヨーガのクラスにも参加してみましたが、熱心にヨーガを実習する年配の方も多く、また腰かけて実習できるよう長椅子も置かれ、配慮を感じるとともに、人々の健康への関心の高さも感じました。

カレッジでは現在、『ヨーガ・スートラ』基礎、ハタ・ヨーガ文献、ヨーガの基礎・文化統合、人体の解剖生理学、ヨーガとメンタルヘルス、指導法、ヨーガ実習といった科目を学ぶヨーガ教育のコースや、疾病管理等も学ぶセラピーのコース等が提供されています。ちなみに、二〇一二年にカイヴァルヤダーマから刊行されたスワミ・クヴァラヤーナンダの伝記（"Yogi and Scientist: Biography of Swami Kuvalayananda"）によれば、開校初期のコースの内容は次のようなものでした。即ち、ヨーガの実習・理論・科学、神秘主義概論、主要なインド思想、主要な西洋哲学、社会学、実習と科学的ヨーガに関する基礎解剖生理学と栄養学および個人衛生の一般的知識、病理学検査、研究所での実験研究についての総論…といった具合に、相当に幅広く学ぶものでした。教育を通してスワミ・クヴァラヤーナンダはヨーガについて広い見識をもった人材の育成を目指していたことが窺われます。彼自身、研究においても科学的な実験だけでなく、古典文献の校訂版の編纂等にも携わっており、ヨーガを複眼的に捉える姿勢を持っていたように思います。

◆ヨーガとヨーガ・セラピー

現在、日本でもヨーガはとても身近なものになりました。二〇二二年、筆者が関西の比叡山延暦寺で開催された「国際ヨーガの日」のイベントに参加した際にも様々なスタイルのワークショップが行なわれていました。こうしたヨーガを月に一回以上行なっている人が約五九〇万人（推定）（女性の割合六九％）というデータもあります（「日本のヨガマーケット調査2017」『ヨガ・ジャーナル日本版』より）。この調査によれば、ヨーガを始めたきっかけは、体の柔軟性を高める、運動不足解消、体調を整える等であり、また、ヨーガを続けたい理由として、健康面のメリットや手軽さに加え、精神面のメリットを実感できるから等も挙げられ、心身両面に働きかけるヨーガのイメージが浮かびます。

日本の厚生労働省は二〇一四年、「統合医療」情報発信サイト（eJIM）を立ち上げ、ヨーガに関してもその有益性やリスクについて、また米国国立補完統合衛生センター（National Center for Complementary and Integrative Health：NCCIH）が助成した研究等、様々な情報を発信しています。

またインドのMDNIYは二〇二三年、ヨーガの適切な利用に関する見解を示しており、その中でヨーガ・セラピーについて次のように述べています（"Consumer Information on Proper Use of Yoga: Activity of WHO CC-TM（Yoga）-IND 118"）。「ヨーガ・セラピーは、身体的、生理的、心理的、社会的、スピリチュアルな幸福を達成するためにヨーガの原理を応用すること、と定義されるであろう。ヨーガ・セラピーでは、一般的な健康の促進とともに病気の予防や管理、リハビリテーションのために、伝統的なヨーガの文献に処方されている様々なヨーガの概念や技法を採用している。個々のホリスティックな健康をもたらすことを目的としており、ヨーガは生き方や暮らし方として取り入れられれば予防医学としても機能しうるであろう。」

他方、ヨーガ・セラピーの限界については次のように述べています。「ヨーガ・セラピーは一人一人異なるという前提に基づいているので、特定の病気に罹患している人に対するセラピーの計画が、同じ病気に罹患している他の人に適するとは限らず、個人のニーズに合わせて組み立てる必要もあるだろう。また、医療上の緊急事態や即時の改善には役立たないかもしれない。それはライフスタイルに基づいており、定期的な練習や日常生活に組み込むことが必要で、セラピストによる定期的な観察も必要である。さらに、診断やその結果の評価には役立たないかもしれず、それらのためには現代医学の方法に頼るべきである。特に感染症の場合、医学的治療に代わる手段にすべきではない。」

◆まとめにかえて

以上、近年のヨーガをめぐって概観してきましたが、スワミ・クヴァラヤーナンダの貢献に関しては、師から弟子へと伝承されてきた伝統的かつ神秘的とみなされていたヨーガの技法を、体育やセラピーとしての側面にも着目しつつ、一般の人々へ普及する中で、ヨーガに関する研究の場や、幅広く学べる教育の場、そして適切な実践・応用の場を構築し、道筋を作った点にあると思います。こうした場はヨーガが次世代にも健全に継承されていくためには大切なことだと考えます。

ただ、様々な学問分野が日々進歩する現代において、また医療にアクセスしやすい日本において、ヨーガやヨーガ・セラピーが持つ意義等について、今後もさらに模索していく必要がありましょう。気候風土や文化、食生活、人々の体格や体質、体力も年齢も一人一人異なり、ヨーガの実践の仕方も柔軟に考えていくことが必要でしょう。提唱したプログラムは実践者の体力や柔軟性等に応じて省略や簡易化する必要もありましょう。デジタル化の時代だからこそ、身体感覚にたちもどる時間を意識的にとり、ヨーガがこれからを生きる活力になり、またセルフケアも促すものになることを願ってやみません。

平野久仁子

注：本書は一九六〇年代にスワミ・クヴァラヤーナンダとS・L・ヴィネーカル博士が研究に基づいてヨーガ・セラピーについての考察を述べたものです。以下、今日的に言えば「免責事項」ということになりましょうが、本書で記されていることは自分の責任において行なっていただき、また医療における診断や治療が必要な場合は医師に相談していただきたい旨、念のため、付記させていただきます。

◇著者紹介
スワミ・クヴァラヤーナンダ　Swami Kuvalayananda
1883年インド、グジャラート州生まれ。バローダ大学卒業後、インドの伝統的体育を学ぶ。国立カンデーシュ教育社会大学学長などを歴任中にヨーガの研鑽を積み、マダヴァダス師からヨーガの秘伝を伝授される。1924年マハーラーシュトラ州ロナワラにカイヴァルヤダーマ・ヨーガ研究所を設立。研究所長として終生ヨーガの科学的研究および指導に従事し、国内外に多大な影響を与えた。66年没。

S. L. ヴィネーカル　Dr. S. L. Vinekar
1907年インド生まれ。サンスクリット文学士および医学博士。米国ＵＣＬＡ医学部で神経生理学を研究。カイヴァルヤダーマ・ヨーガ研究所副所長、クヴァラヤーナンダ師没後は所長。ヨーガ・セラピーの専門家として高い評価を受け、インド政府の委員や数々の病院での顧問も務めた。67年没。

◇訳者紹介
平野久仁子（旧 山田久仁子）
1966年東京生まれ。90年東京薬科大学薬学部卒業（薬剤師）。92年カイヴァルヤダーマ・ヨーガ研究所付属カレッジ・ヨーガ教育ディプロマコース修了。2010年上智大学大学院外国語学研究科地域研究専攻博士後期課程満期退学。博士（地域研究）。現在、上智大学アジア文化研究所客員所員。パドマ・ヨーガ・アシュラム代表。
http://www.padma-yoga.jp

YOGIC THERAPY : Its Basic Principles and Methods
by Swami Kuvalayananda and Dr. S. L. Vinekar, 1963

Central Health Education Bureau
Directorate General of Health Services
Ministry of Health, Government of India
NEW DELHI

ヨーガ・セラピー

1995年9月20日　初　　版第1刷発行
2008年4月20日　増　補　版第1刷発行
2024年4月30日　再増補版第1刷発行

著者　S. クヴァラヤーナンダ、S. L. ヴィネーカル
訳者　平野久仁子
発行者　小林公二
発行所　株式会社 春秋社
〒101-0021 東京都千代田区外神田2-18-6
電話　03-3255-9611（営業）　03-3255-9614（編集）
振替　00180-6-24861
https://www.shunjusha.co.jp/
装丁　河村　誠
印刷・製本　萩原印刷株式会社

ISBN978-4-393-71084-5
定価はカバー等に表示してあります。